⑱

左対右 きき手大研究

八田武志 著

DOJIN SENSHO

まえがき

本書は左ききに関する一九九五年以降の研究をまとめたものである。一九九五年というのは私が『左ききの神経心理学』（医歯薬出版）を以前にまとめた年というだけで、きき手研究に何か画期的な研究が出現したとか特別な意味がある年というわけではない。『左ききの神経心理学』は、かつて勤務していた大阪教育大学から名古屋大学に移籍する際に書物を整理していく途中で、それまでに集めた左ききに関連する文献を無駄にすべきでないという思いに駆られ、学術書のつもりで執筆した記憶がある。

本書も一四年間勤務した名古屋大学から関西福祉科学大学に移籍する節目の年に出版することになった。まことに不思議な巡り合わせというしかない。

じつは先の出版以降は、公費で集めた文献を無駄にすることなく学術書を書くという、教育公務員としての役割を果たせたという安堵感もあって、きき手研究とは距離を置くような生活をしてきた。きき手研究を見かけても、あえて文献のコピーを手元に置くことはしなかったように思う。名古屋大学に移籍し、文理融合型の学部・大学院に籍を置いたこともあり、もっぱら異分野の研究者との共同研究の企画や実施に携わってきたこともその理由としては大きい。

しかしながら、きき手研究は私に取り憑いているかのようで、一〇年あまりの潜伏期間を経てふたたび文献を集め、読み、それをまとめるというプロセスをたどることとなった。そのきっかけは、二〇〇五年ごろより大手新聞社やラジオなどのマスコミから、集中的にきき手に関するコメントを求められたことにある。その新聞記事の一つが化学同人の編集者の目に留まり、今回ＤＯＪＩＮ選書の一端に加えていただくお誘いを受けたのである。このお誘いを受けた背景には、*Magnetic Resonance in Medical Sciences* 誌から、きき手と脳画像研究に関する総説の執筆依頼を受け、それをちょうど脱稿していたことがあった。この論文執筆では文献を集めることがコンピュータを駆使すれば簡単にできることを体感した。『左ききの神経心理学』は二〇年という時間を掛けて集めた文献からできあがったものだったが、コンピュータによる文献検索・収集で一九九五年から二〇〇七年までの関連文献は瞬く間に段ボール三箱分の印刷物となっていた。

本書はそれらの中から、私が現時点で興味深かったものを取り上げてまとめたものである。先の著書に紹介した研究はなるべく重複しないように心がけたので、本書によってきき手研究に関心をもった、という向きには、ぜひそちらも参照していただきたい。

＊

本書は読者として研究者やその卵ではなく、このような話題に関する知的好奇心を満たそうとする人を想定して記したつもりである。そのため、読者にはどの章から読んでもよい記述とし、それぞれの話題は短くまとめるようにした。したがって、どこから読み始めていただいてもかまわない。私としてはわかりやすく最近の研究を紹介したつもりであり、読者の知的好奇心を刺激できれば嬉しい限りである。しかしながら、いやまだまだ専門的すぎるということであれば、それはもっぱら私の能力に帰すべきことがらで、お許し願うしかない。

きき手研究とは、直ちに金銭的な利益を生む研究分野ではないが、しかし、このような事象に好奇心を示せるのが文明社会に生きる人間の証であり、それを寛恕《かんじょ》する社会に生きられた私は幸せなのだと考えている。

私の狙いが十分に満たせているかは、読者の判断に任せるしかないが、本書のどこかの部分が、家族や仕事仲間での団欒時のネタとなれば、私の狙いの大方は叶えられたことになる。

左対右　きき手大研究　目次

第4章　きき手の決め方　85

第5章　なぜ右ききが多いのか——きき手成立のメカニズム　99

第1章　優れる左きき

人間というのは不思議な生き物で、自らが多数派に属することで安堵し少数派に対する差別感情を内に醸成するくせに、少数者にあこがれのようなものも抱く。歴史的に見ても左ききへの偏見がある一方で、左ききや両手ききになろうとする試みも行われてきた。

本章では、少数派である左ききが多数派である右ききよりも優れる側面を紹介したい。一般には、日光東照宮の眠りネコの作者である左甚五郎がそうであるように、左ききは手先が器用であるとか、著名なスポーツ選手の多くは左ききだ、などと運動技能での有利さが喧伝されるが、それは果たして事実なのかを検証する。

もし、左ききが右ききよりも優れる事実を次つぎと明らかにできれば、本章での指摘は、周囲から偏見をもたれていることを自覚する左ききがいれば、その人たちをサポートすることにつながり、また、左ききに対して偏見を抱く人の認識を修正へと導くかもしれない。

ほとんど、あるいはすべてとしても過言ではないと思われるが、物事には二面性があるのが世の習いで、何から何まで素晴らしいとか、逆にすべての面でダメであるということは稀である。左ききには優れる好ましい面がある一方で、逆の側面もあるのが普通である。そのことは別の章で触れるようにしたい。

スポーツ選手は左ききが有利？

左右脳の働きの違いを研究するラテラリティ（laterality）と呼ばれる研究分野は一九七〇年ごろから盛んになり、今日まで多くのことがらが明らかにされてきた。この研究分野の発展により、左脳は言語に関連することがらの処理（たとえば、文字や文章の読みや文法の処理）に優れる一方で、右脳は非言語的なことがらに関連する処理（たとえば、画像、顔、方向、時間などの処理）に優れることが指摘されるようになった。もっとも、近年の研究ではこのような差異は存在するが相対的なものであること、また特別な実験で明らかにできる程度の違いであり、あくまで人間の脳は一つのシステムとして働くと考えるべきだと強調されるようになっている。

このラテラリティ研究の指摘から単純に考えると、スポーツに含まれる要素には左手の運動をコントロールしている右脳の機能に関係が深いものが少なくない。もちろん競技の種類により一様ではないが、テニスを例にとって考えてみても、相手の布陣の空間位置の認知、ボールの速度の判断、相手の移動速度の推定、奥行きの判断、疲労度や意図を相手選手の表情から読みとる能力などは、右脳の働きに関係が深いということができる。左脳が主要な働きをすると考えられる言語には関係がないといえそうである。

最近活躍がめざましい、ボールを打つたびに叫び声を上げる美人テニスプレイヤーもいるが、叫び声の認知は語彙や文法の認知処理とは異なり、音声言語でも右脳が強く関与することが明らかにされている。このように推論していくと、左ききは右ききよりもスポーツ一般において有利ではないかという仮定が生まれる。なぜなら、左手の運動をコントロールしているのは右脳だからである。

また、左ききの出現メカニズムについての有力な理論であるゲシュヴィンドらの胎児期の脳内ホルモン環境説（第5章参照）では、胎生期における男性ホルモンの過剰な分泌が左脳後部の発達を鈍化させ、左脳が担うべき言語機能に関連した能力の発達に遅滞をもたらすとともに、左ききを生むとしている。しかし、左脳後部の成長遅滞は同時に右脳後部の成長を促進するので、左ききは言語機能が優れることに期待できないものの、運動能力、数学、音楽、芸術に優れる可能性を指摘している。このことからも左ききはスポーツにおいて優れるという推論には一定の根拠があるといえそうである。実際にこのような推論に基づいて行われた研究の一端を紹介しよう。

ギリシャのグローイスらは大学生を対象にして、左ききはスポーツで有利かどうかを検討している。スポーツ競技が専門の大学特待生一一一二名と、スポーツはとくにやらないという大学生一一一二名とを比べて、特待生に左ききが多いことを明らかにしている。また、ハンドボール選手のきき手と単純反応時間を検討したトルコの研究者の研究でも左ききは右ききよりも反応時間が速いので、ハンドボールでは左ききのほうが有利であると報告している。彼らは一六〇名の男子と一六六名の女子ハンドボール選手を対象にしてコンピュータ画面に出るマークへの単純反応時間を調べた。

その結果、反応時間は女子選手よりも男子選手で速く、左ききのほうが右ききよりも速いという結果を得ており、左ききがハンドボールのような素早い動きを必要とするスポーツで有利であることが示唆された。この研究が示すように、特待制度での選考基準をパスして入学したスポーツ競技が専門の学生は、一般の学生よりも優れた運動技能を有していると考えられるので、スポーツでは左ききが有利という指摘を支持しそうである。

また、テニスやサッカーなど相手と同時に行うスポーツ競技者は、陸上競技のような単独で行う種類のスポーツ競技者よりも左ききが多いという指摘もある。これは、右きき人口が多いために、相手がある球技では右ききの球筋には熟練しているものの、左ききの選手の球筋には慣れておらず、そのためボールのコースに対応しにくいというような、左ききに戦略的な優位性を考えるものである。テニス選手のきき手については詳細な研究がいくつかあるので見てみよう。プロテニス選手の中でもマッケンローやナブラチロワ、モニカ・セレスなど、強い選手に左ききが多そうに思えるが如何であろうか。

アネットは一九七八年度ウィンブルドン・テニス大会に参加した選手のきき手を調べて、男子のシングルス一二八選手中一五・六%が左ききで、女子では九六選手中九・四%が左ききであったとしている。一九四七年度から一九七八年度までの優勝選手では男子は一五・一%、女子は六・一％であった。このデータは、一般のテニスをする人口での左きき比率の八・八％に比べると高いと彼女はいうが、女子の場合には左ききの比率がそれほど高いようにも思えない。

いうまでもなくウィンブルドン・テニス大会参加選手という限定された集団は小さいので、もっと大きな母集団での検討が必要ということになる。その指摘に対応してホルゼンがプロテニス選手という大きな母集団で検討している。

彼の分析対象は男子のプロ選手が所属するＡＴＰと女子プロ選手が所属するＷＴＡのメンバーを対象にしたものであり、きき手のデータが揃う年度の数値（三二年間）を合算したものである。その結果からはＡＴＰに登録されている一四〇四選手のきき手の内訳は左きき五・一％、右きき九四・八％、残りが両手ききというものであり、ＷＴＡの登録選手では左ききは七・七％、右ききは九二・一％、両手ききは〇・二％であった。これらの数値はアネットの女子のデータに類似しており、必ずしもプロテニス選手には左ききが多いと結論づけられることでもない。しかし、次の分析結果はやっぱり左ききが有利ということを示しているように思える。

というのは、プロ選手といってもピンからキリまであるはずで、そのうちの強い選手つまり、超一流の選手ではどうなのかという問いかけに対し、ランキング・データを加味して分析が行われている。イギリスの大衆紙デイリー・テレグラフは一九六八年からプロテニス選手のランキングを年度末に発表し続けており、それをもとに分析が行われた。

図1－1左にＡＴＰ、右にＷＴＡでのランキングタイプによるきき手の割合を示した。ここ

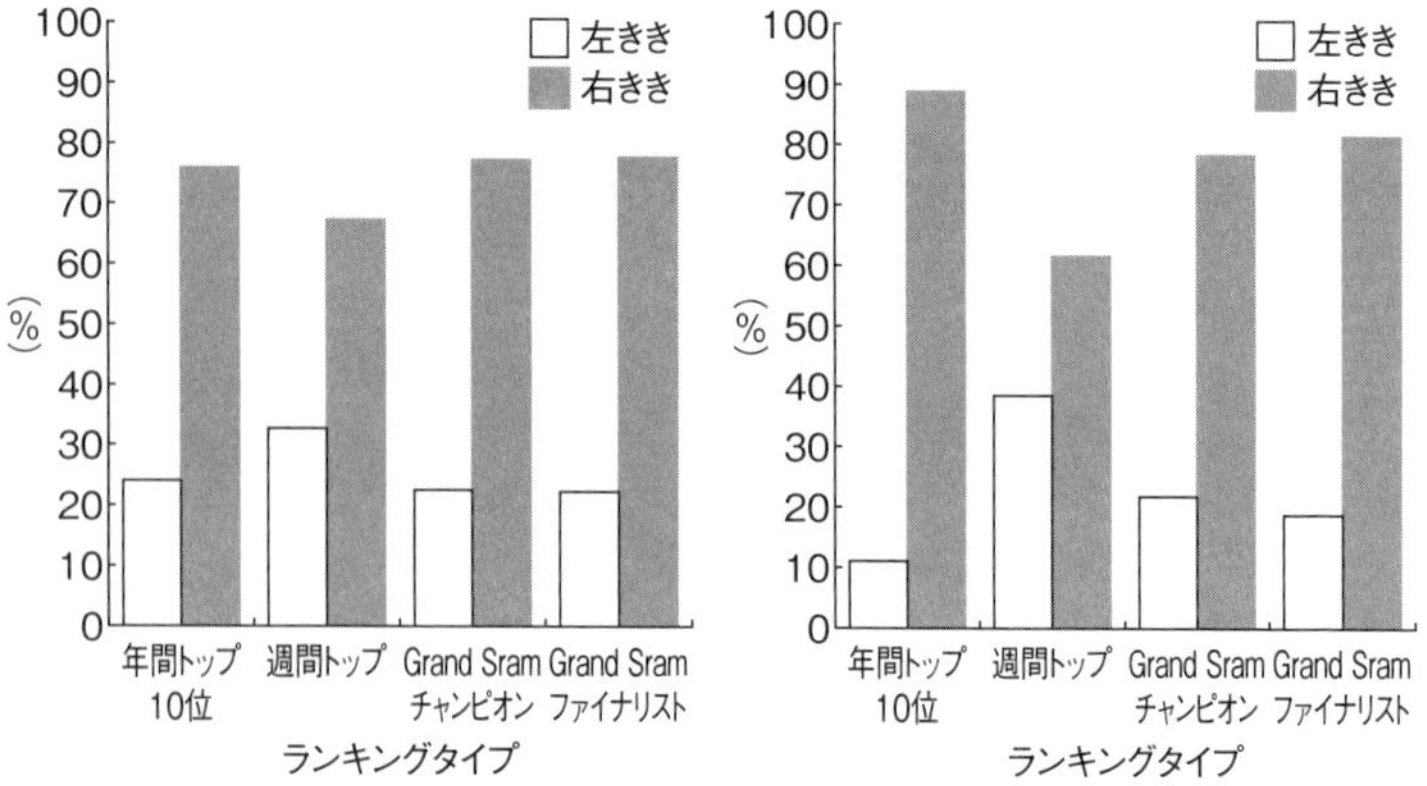

図 1-1　ATP（左）と WTA（右）におけるランキングタイプ別の選手のきき手
Holtzen, 2000 を参考に作成。

での Grand Slam とはテニスファンなら先刻承知の、全豪オープン、全仏オープン、全英オープン、全米オープンのことを示している。

このデータからは、ATPでの左ききの割合はどの分析でも二割を超えており、一般の左ききの割合よりも、さらには全プロテニス選手のそれよりもかなり高いことが明らかである。WTAについても同様の指摘ができる。

これらのデータからは強豪プロテニス選手には左ききが多いと結論できそうではある。ただ、ここでのきき手とラケットを使う手との一致は確かか、同じ選手が重なってカウントされている可能性はないかなど、分析データの扱い方に問題がないわけではないことを指摘しておきたい。

野球選手は左ききが有利？

さまざまな種類のスポーツが人びとの関心を集めるようになったのはごく最近の現象であり、私の年代では、スポーツといえばそれはすなわち野球のことであった。テニス選手のきき手について見てきたが、チームプレーである野球とはスポーツの性質が異なる。果たして野球選手は左ききが有利なのかを次に見てみよう。

アメリカ大リーグで活躍する日本人野球選手の代表には、レッドソックスの松坂大輔や岡島秀樹、クローザーとして大活躍のドジャースの斎藤隆などが投手として目立つ。野手としてはマリナーズのイチロー、ヤンキースの松井秀喜を代表とする見方に異論を唱える人はいないだろう。両選手とも左打ちであるが右投げであることも共通している。

きき手の検査項目には必ずといってよいほど、「ボールを投げる」という項目が入っている。したがって、左投げの野球選手は左ききである可能性は高いことになろう。イチローらのように右投げ左打ちの選手もいないわけではないが、少数例とみなせるので、一般的に左投げの野球選手は右投げの選手よりも優れるのか、この疑問に答える研究が報告されているので紹介しよう。

イリノイ大学医学部のマクリーンらがこの疑問に対応する調査を行っている。

アメリカ大リーグでプレーした実績をもつ全選手五六三三名を全大リーガー・グループ、

一九八〇年にプレーした、ピッチャーを除く野手五六九名を野手グループ、大リーグ史上で特別に優れた打撃成績を残した一四一名を野球殿堂グループと呼ぶことにする。もちろん全員が殿堂入りできるほど野球は甘いものではない。

優れた打撃成績を残した一四一名というのは通算打率が二割九分九厘以上というのだから、優れた打者である。イチローや松井が果たして引退後にこのグループに入れるだろうかというレベルである。大リーグの選手と比較したのは五三八名の高校生で、野球部に所属していることが条件である（学生選手グループと呼ぶ）。

これらのグループに分けて、ボールを投げる手、打席に入る左右側を比較した。打席と投げる手の組み合わせは、右投げ右打ち、右投げ左打ち、左投げ左打ち、左投げ右打ち、右投げ両打ち、左投げ両打ちの六通りがあり得る。両打ちというのはスイッチ・ヒッターのことで、日本人プレーヤーでは、怪我が多くて思うような活躍ができていないアストロズの松井稼頭央が該当する。もともとの資料からは、六つの組み合わせのうちで、右投げ両打ち、左投げ両打ち、左投げ右打ちの三つのグループの選手は極端に少ないことがわかる。一九八〇年当時、左投げ右打ちの現役選手はリッキー・ヘンダーソンくらいしかおらず、左投げ両打ちの選手は野球殿堂グループには皆無である。

図1－2は各グループでの頻度を示したものである。明らかに左打ちの選手が野球殿堂グループに多く、左投げの選手の比率もほかのグループに比べて高いことがわかる。

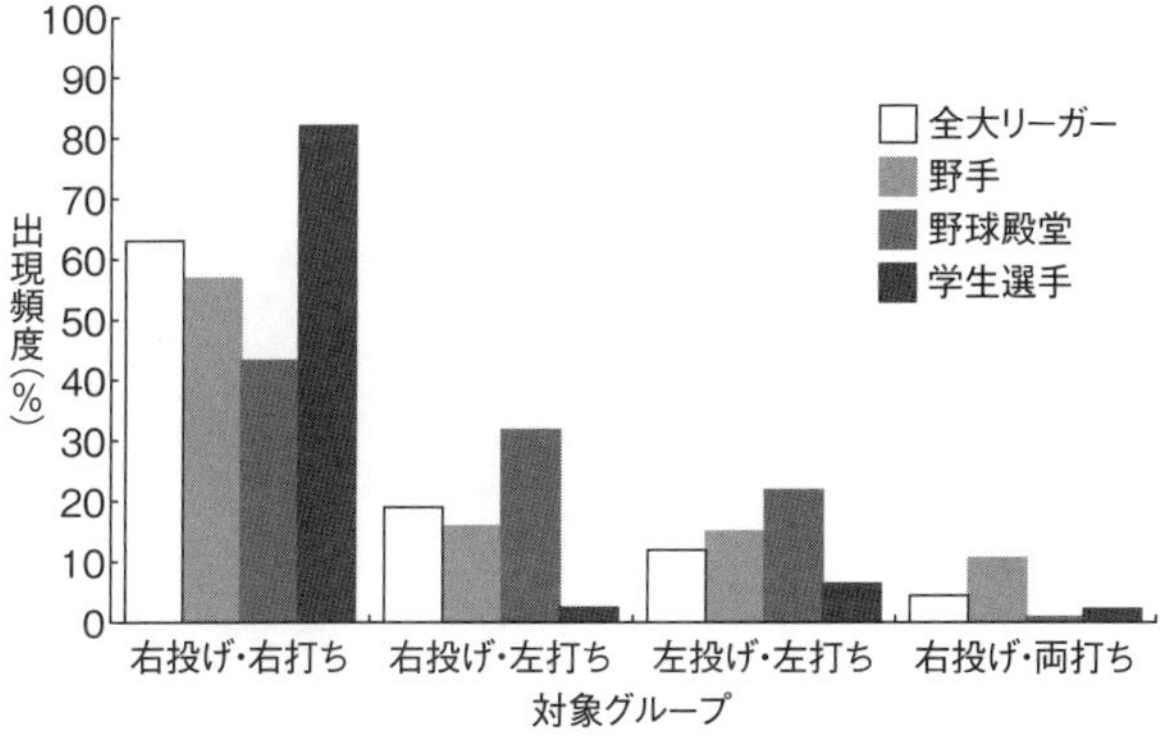

図 1-2　野球選手のグループ別に見た打席と投げる手の組み合わせ
McLean,1982 を参考に作成。

左打席に立つほうが打者として有利である理由には、イチローを例にあげるまでもなく一塁まで右打席に比べて一歩近いために、内野ゴロでもヒットになる確率が高いことがあげられよう。つまり、イチローのような俊足選手の場合には、左打席は断然有利ということになろう。また、左投手はきき手の人口比からも希少であり、右打者が打撃練習できる機会が少ないのに比べて、左打者は大勢いる右投手を相手に打撃練習をする機会が多いことにも打撃成績を有利にする理由がありそうである。

左打者有利の理由を詮索するのは、最近急増している野球解説者に任せるとして、ここでは、学生選手のグループでは右投げの比率が高いのが特徴的で、どうやらボールを右手で投げる右ききの選手が大リーグに入るのは、左ききの選手に比べると狭き門といえそうと指摘するにとどめておこう。

ところで、大リーグでの資料に見られる傾向は日本のプロ野球でもあてはまるのだろうか。

私が物心ついてから今までの、日本プロ野球選手のビッグスリーをあげよといわれれば、川上哲治や長嶋茂雄を入れたい気持ちがないわけではないが、四〇〇勝二九八敗、終身防御率二・三四の金田正一、三〇八五本安打、終身打率・三一九の張本勲、八六八本塁打、終身打率・三〇一の王貞治である。このことに異論を唱える読者は多くはないと思うのだが、このビッグスリーは全員左投げ左打ちの左ききである。

日本では「名球会」なる組織が優れたプロ野球選手を顕彰しているが、そのホームページからデータを分析してみよう。日本の名球会は二〇〇〇本安打、二〇〇勝、二五〇セーブのいずれかの条件を満たすことが入会の資格とされており、二〇〇八年五月現在で打者三四名、投手一三名がメンバーである。左投手の割合は一三名中三名（金田正一、工藤公康、鈴木啓示）とそれほど高くはないが、打者の場合は三四名中一五名と約半数近くが右投げ左打ちか左投げ左打ちである。ちなみに右投げ左打ちは六名、左投げ左打ちは七名で、残りは右投げ両打ちの柴田勲である。

大リーグでの資料と同じように、二割九分九厘以上の生涯打率を誇る選手となると王貞治、張本勲、若松勉、イチロー、松井秀喜、谷沢健一と軒並み左打ちの選手となり、右打ちの打者では長嶋茂雄だけになってしまう。

このようなデータは大リーグでの資料分析ときわめて類似しており、左打ちが一流の野球選手には多く、そのことは右打ちよりも有利なことを示唆しているといえよう。

英才児の多い左きき

欧米に比べると、わが国では英才児についての話題や英才教育の必要性が声高に主張されることは少ない。最近のニュースに、韓国で小学生がいきなり大学に入学を許可されたというものがあったが、わが国ではこのような極端な英才児の取り扱いが行われることはない。近年大学レベルでは飛び級で大学院に入学すること、大学院課程を短縮することが可能になっているが、それほど話題にはならない。

個人差が大きい人間の能力に応じて、個々の能力を最大限に生かすような条件を整えることが平等という価値観に準拠する国民と、すべての個人に機会や条件を等しく準備することが平等とする価値観をもつ国民との違いが、英才児への対応にも違いをもたらすのであろう。確率的には「神童も二十歳すぎればただの人」というケースが多いはずで、個人的には両方の価値観のほどよいバランスが望ましいと考えるが、ここでの話題は英才児を探すプロジェクトが存在しているアメリカの話で、英才児には左ききが多いという主張である。

この研究を報告しているのはベンボウというアイオワ大学の先生である。研究が掲載されている *Neuropsychologia* は権威のある学術雑誌であり、論文中に「英才児」などという科学的に怪しげな用語を使っているわけではない。「知的に極端に早熟な者」という用語が使われている。しかし、ここではわかりやすいように英才児と呼ぶことにしたい。

アメリカは、日本の大学入試センターが同日の同じ時刻に実施するような一斉テストという仕組みはないが、ＳＡＴという学力試験のシステムがあり、高校生は大学に進学する際にＳＡＴを受験し、その点数を添えて入試に臨むのである。有名大学に入学するためにはＳＡＴでの高得点が要求されるのはいうまでもない。ＳＡＴは科目別に得点があり、この研究では数学と言語（国語・外国語）の得点を取り上げている。

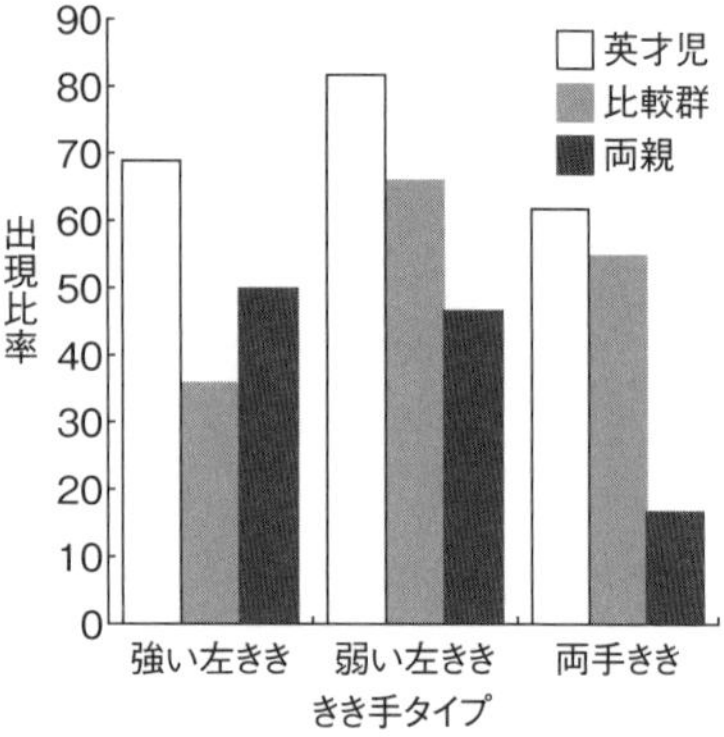

図 1-3　英才児のきき手

Benbow,1986 を参考に作成。

ベンボウが対象にしたのは、一九八三年のＳＡＴに基づいて英才児一〇万名中から選び出した、平均五年早くＳＡＴを受験した児童である。高校生でＳＡＴを受験するのが普通なので、一二～一三歳の小学生が研究の対象ということになる。たとえば、数学の英才児としてこの研究の対象になったのは一三歳未満で、七〇〇点満点中六三〇点以上の成績を取った児童二九一名である。言語の英才児は一六五名である。概算では、このような児童は一万名中のトップの成績を取った児童ということになる。このような英才児の集団には性差があり、一二対一で男児に多いという結果であった。数学の英才児に女児が少な過ぎるので、このグループについては年度を広げて比較対象者が多くなるようにして統計的な分析を行ったということである。

このような英才児とその親に対してきき手を郵便で問い合わせ、分析した結果が図1－3である。ここで比較群とされているのは二〇三名の学生であるが、彼らのSATの成績は平均点にあたる五四〇点以上で入学しているので、全人口の平均よりも知的には優れる集団といえよう。

この図から明らかなように、英才児は非右きき、とくに左ききの比率が一般の大学生に比べて高い。この違いはもちろん統計学的に意味のある違いと報告されている。

なぜ、極端な英才児に左ききが多いのかについてのベンボウの説明は、ゲシュヴィンドらのモデル（第5章参照）に準拠するものである。すなわち、「胎児期の男性ホルモンの分泌の偏りによって生じた右半球の補償的な発達が原因となって、数学に必要とされる空間的能力が著しく発達したためである」としている。このような主張の背景には、数学の問題を解く際には右半球と左半球の後頭部の連合野が強く関与することを報告するトロウプらの研究がある。

別のイラン人研究者も、左ききは学業成績が優秀であると報告する。この研究はイランの大学入学試験五年分の資料に基づくもので、五万名規模の調査結果である。イランでは日本の文部科学省に相当する部署が大学入試資格試験を実施し、毎年約一〇〇万名が受験するという。

一九九三年から一九九七年までの五年間の試験結果から、各年毎に一万名を無作為に抽出して書字に用いる手、性別、成績などを分析している。大学入試の資格試験できき手（ここでは書字に用いる手のこと）についての資料が存在するのは、教室で用いる片手机（ノートを取るのに使

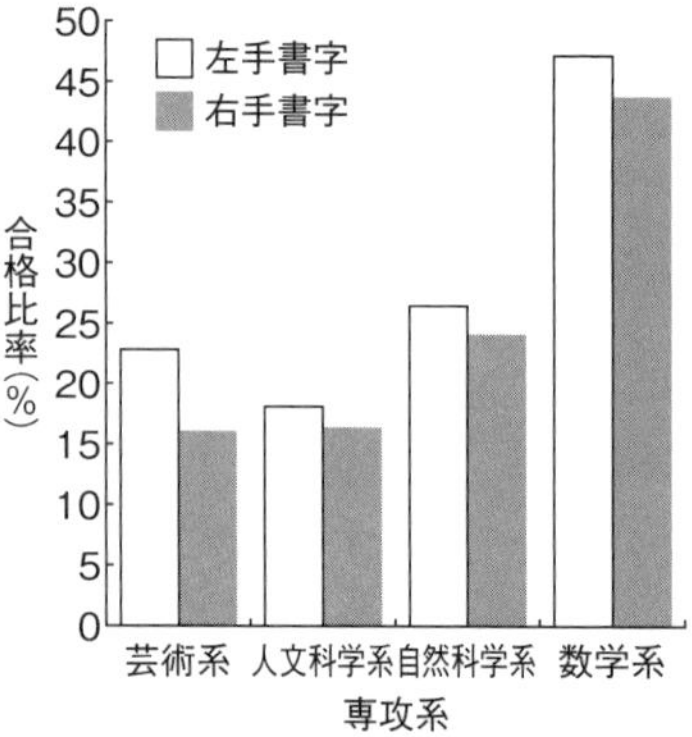

図1-4　きき手と専攻別合格率
Benbow,1986を参考に作成。

う椅子に付属しているもの）の数を準備するのに必要なデータということで収集されているためである。書字に用いる側の手をきき手と判断してよいかについては、第4章で述べるように必ずしも万全ではないが、大方の傾向を知る際には、そう目くじら立てて異議を唱えるほどでもない。

　五年間のデータでは、左ききの比率は六・六％の年が三年、六・七％の年が二年で大きな違いはない。性差についての比較でも女子が六・五％、男子が六・七％とやや男子が多い傾向はうかがえるが、統計的に差があるといえるものではない。

　しかしながら、合格率にはきき手の違いが認められている。イランの大学は、近年のわが国の大学志願者全入とは異なり、志願者のうち約三割しか合格できないようだが、左ききは右ききより合格率が高くなっている。

　また、成績を比較しても、左ききの平均得点が五〇六〇点であるのに対して右ききの平均得点は五〇二〇点であり、左ききの受験者の成績が統計学的にも優れる結果となっている。このイラン人での研究を支持するものとして、たとえば知能指数（ＩＱ）が一三二以上の小学生での左ききの割合は、ＩＱが一三二未満の小学生での左ききの割合よりも高いという報告もある。

再度ベンボウの研究に戻ろう。専攻別にきき手の割合を検討したのが図１－４である。全般的に左ききの合格率は高いが、とくに芸術系の合格者の割合は統計学的にも左ききが多いといえる比率になっている。この結果は、絵画や音楽などの芸術系に占める左きき大学生の出現率が二〇％と、非芸術系を専攻する大学生での七％に比べて高いというアグルトンの研究や、レオナルド・ダ・ヴィンチやミケランジェロが左ききであったなどという報告と相応する結果である。

以上のように、左ききには学力が優れる者の割合が多いとする報告が存在する。このことは、左ききには複数のタイプがあり、それぞれのタイプが生まれるのはきき手の出現メカニズムに準拠していることを示唆すると考えられる（第５章参照）。

左ききは器用？

「左ききには発達障害など問題をもつ子どもが多い」というような、左ききのネガティブな特徴（第５章参照）を話し出すと、話の途中で「でも左ききは器用だというじゃありませんか？」と口を挟まれることが少なくない。本人が左ききか、知り合いに左ききの人がいるのかもしれない。左ききを非難しているかのように早合点するのだ。私は、「左ききがネガティブな面ばかりをもつやっかいな人種だ」などと考えたこともないし、口にしたこともない。自分自身は、幼児期の遊び――たとえばメンコや釘刺し（雨上がりの乾ききらない地面に片手で五寸釘を投げつけ、上手く刺さった場合だけ線を引くことが許され、陣取りをする遊び）――は右手では上手くできず、かつては左ききであった形跡があることや、父親は左ききであったことから、むしろ左ききに好意的というのもおかしいが、親近感をもっている人間なのである。

さて、「左ききは器用」という俗説の真偽は如何なものなのであろうか。

一般に器用という表現を用いるのは、たとえば、裁縫が上手とか工芸細工に長けているとかを指している。こうした動作を心理学では「感覚運動共応技能」と呼んでいる。つまり、手と目の共応動作のことである。

直接的にこのような疑問に答える研究は意外にも少ない、というかほとんど見あたらない。これは、一般的な単語である「不器用さ」を科学的な用語で定義することが容易ではないことに理由がある。かつて、「不器用さ」に対応する英語「clumsy」を表題にした論文を書いたことがあり、そのときも苦労した記憶がある。その論文では、「箸をきちんともてない大学生は不器用である」という仮説を検証したいと考え、片手の箸で豆をつまんで移動する課題、押しピンを指定された箇所にできるだけ早く次つぎと刺していく課題、片手でボルトにナットをはめ込む課題、片手で靴ひもに結び目をつくる課題の四種類を用意した。箸をきちんともてない学生は、豆の移動と靴ひも課題で有意に成績が劣るという結果であったが、この研究で用いた課題がすなわち器用さを測定する課題と断定する自信はない。器用さを測定する課題を探すのは簡単な話ではないのである。
というわけで、器用さを扱った直接的な検討は少ないが、関連するいくつかの研究を見てみよう。

一般成人の場合、片手での粗大運動はきき手のほうが非きき手より速く、片手での追跡運動課題での正確度も高いが、単純選択反応時間ではきき手と非きき手の間に統計学的に有意な差がないことが報告されている。この選択的課題での反応時間、すなわち、手と目の共応機能について右きき群と左きき群を比較したのがイギリスのラビットである。一〇回に一回程度の割合で点灯するランプに、明かりがつけばできるだけ速く反応せよという課題での反応時間は、右ききの右手が四七四ミリ秒、左手が四九六ミリ秒であった。一方、左ききの左手での反応時間は四六六ミリ秒、右手は四八六ミリ秒であった。きき手によって反応時間に統計学的に有意な差はなかったために、左ききが器用という仮説は認められなかったことになる。

ポラックは図1－5に示すような課題を用いて手と目との共応を調べている。この課題は矢印のスタート地点から実験者が指定するペース（一つおきにとか二つおきに）で丸印に点を書き込んだ数を計測するものであり、片手で三〇秒間実施するものであった。その成績は、左ききでも右ききでも、きき手側の成績は非きき手の成績よりも優れたが、きき手群の間に差異は見られなかったという。

以上の研究はどれも左ききは器用という指摘に否定的なものであるが、肯定的な研究が最近報告されている。

イギリスのジャッジは、きき手を決める際に用いる作業課題にはなにがよいかという論議から、もっとも適切とされたペグボード課題を採用して手と目の共応課題での左きき優位を報告している。この課題は片手で棒切れを掴みあげ、別の場所に移動して差し込むという課題である。先に紹介した私の実験でのピン刺し課題もその範疇に入るものである。

ところで、きき手を決めるための作業課題について、その適切さをどのようにして決定するのかという質問が出そうなので述べておこう。質問紙検査（第4章参照）で測定したきき手の強さの分布と作業量の分布が、一致すればするほど適切な課題とみなすのである。ジャッジらは練習の影響が出ないようにして、ウォータールーきき手検査で判定した右ききと左ききの学生を対象にしてペグボード課題を実施している。自己申告では左ききとしていた学生の二名は、じつは左ききではなかったという記載があるので、自己申告できき手を報告させるの

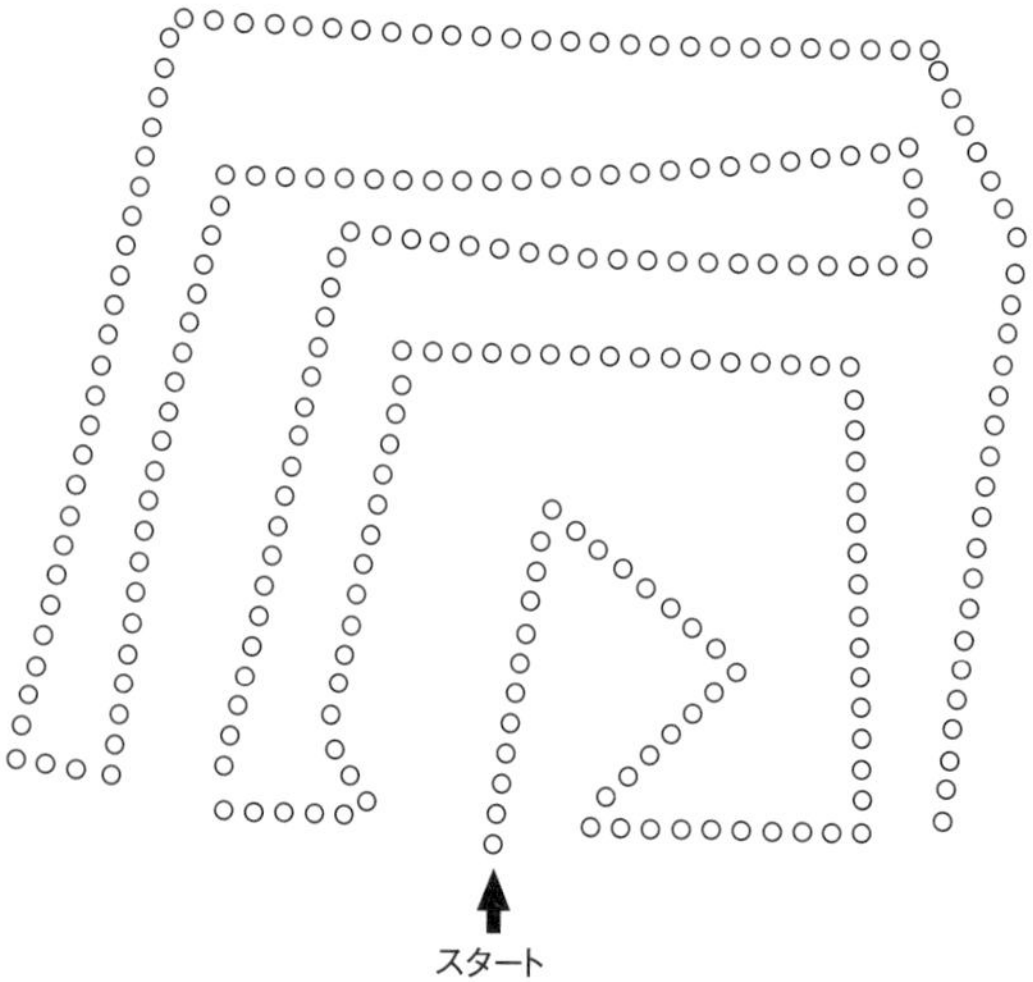

図 1-5　ポラックが用いた課題

は信頼性に問題を内包するのである。

ここでのペグボード様課題は小さな棒クイにワッシャーなどを順に積み上げるというものであった。課題は片手で三〇・〇秒間実施する条件と両手で共応作業する条件、棒クイにワッシャーとねじを片手で順番に集積する条件から構成されていた。その結果が図1－6である。この図でき手群間に有意な差があったのは集積条件だけであり、ほかの条件間では差がなかった。このことは、手と目の共応動作が単純で簡単な場合には、左ききが右ききよりも優れるということは認められないが、片手でワッシャーやねじを順序正しく積み重ねる集積のような複雑さが増す条件では、左ききの器用な面が顕在化することを示唆している。

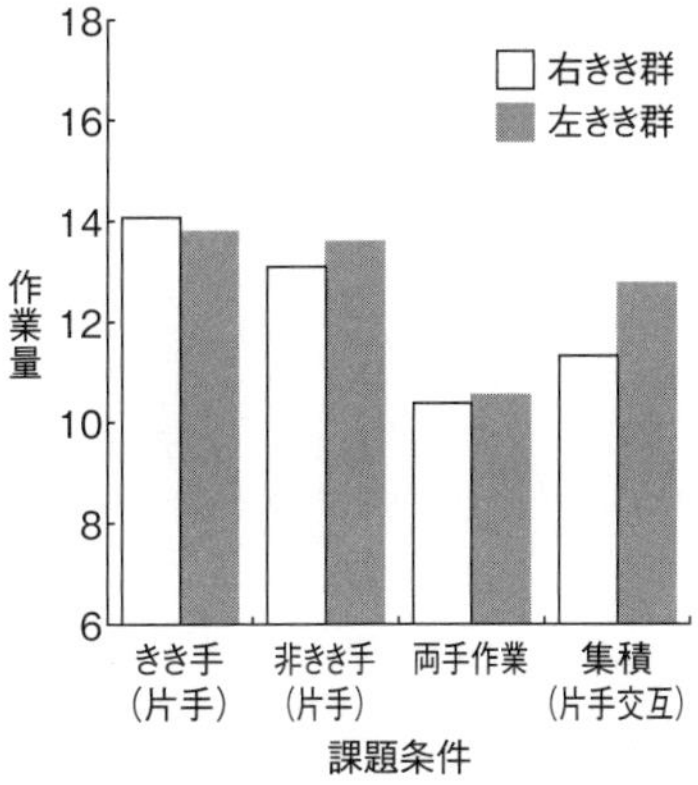

図 1-6　ペグボード課題のきき手別作業成績
Judge, et al.,2003 を参考に作成。

集積課題の条件は集める部品の順序を念頭におきながら手と目の共応動作が求められることから、作業記憶モデルでいう前頭葉機能の実行系機能が大きく関与しており、単に筋運動系の複雑性だけに関わる問題ではないはずである。したがって、「左ききは器用である」と断定するに足る証拠は今のところ不十分であり、これから前頭葉機能を加味しながら研究を蓄積していく必要があろう。

音楽の才能と左きき

音楽能力にはきき手による違いがあり、左ききが優れるという指摘は以前からあった。しかし本格的なきき手研究は、左右の脳を連絡する脳梁を切断した患者を対象に、それぞれの脳の機能差を見いだしたスペリーらの研究に端を発した、ラテラリティと呼ばれる研究分野の出現から派生したものである。ラテラリティ研究は一九七〇年代には視覚機能が中心であったが、一九八〇年代に入って聴覚機能に焦点が移り、言語音は左脳がその処理に優れるが、音の高低の弁別や、音と音との間、音の大きさ、各種の音の配分など音楽を構成する要素については右脳のほうがその処理に優れることが次つぎと明らかにされた。「プロソディ（韻律）」と呼ばれる音声言語の周辺的要素も右脳の働きであることが立証された。

このプロソディは音声コミュニケーションではたいへん重要な役割を果たす。たとえば、「すみません」というセンテンスはどのようなプロソディで発せられるかで謝罪の意味が伝わったり、逆に関係が悪化することを招いたりする。したがって、今では音声言語は左脳だけの働きではなく、左右の共同によると考えるようになっている。

さて、音楽的要素の処理に右脳が優れるといわれるようになると、右脳は左手指の運動と関連が深いので、左ききは音楽の才能があるはずだという予測が生まれ、音楽能力とき手との関係が話題になった。しかし、バイルーンは音楽能力を測定するシーショア・テストときき手との関係を調べたが、明確な関係を見いだしていない。また、グッドらのイギリスの小学校の七〜八歳児八九七名を対象にした研究では、ベントレー音楽能力検査を実施し、きき手との関連を検討している。この検査では音の高低の記憶、コードの記憶、リズムの記憶などの音楽的要素と性差、学業成績、きき手などとの関係を検討した。ここでも学業成績との関連は見られたが、性差やきき手での差異は見いだせなかったとしている。

このような否定的なデータを報告する研究がある一方で、きき手と音楽能力との関係を支持する報告も少なくない。ドイッチは、音楽能力ときき手に関係があるとしている。彼の実験では右ききと左ききの大学生に、はじめに二〇〇ミリ秒の長さの音を聴かせて、続いて二秒間に五つの音を挿入し、その後聴こえる音が最初の音と同じかどうかを判断させている。この音の記憶実験に参加した学生は、特別に音楽教育を受けている学生ではなく、いわば普通の学生である。結果は右ききの正答率が六二％であったのに対して、左ききは六八％と、わずかではあるが左ききのほうが優れていた。

また別の課題は、はじめに五個連続して音を提示し、休みをおいて音を一つ聴かせて、はじめに提示した五つの音の中に同じ高さの音が含まれていたかを判断させるものであった。この課題では右ききの正答率が五八％であったのに対して、左ききは六四％であった。左ききのほうが優れていたのである。これは、左ききは五つの音の最初と最後について正答率が高いという系列位置効果（始めに覚えたことを忘れにくいのを「初頭効果」、最後に覚えたことを忘れにくいのを「親近性効果」といい、これらを心理学用語で記憶の「系列位置効果」と総称する）を示したのに対して、右ききは示さなかったため、右ききと左ききでは音の記憶保持の能力に差があると考えられた。ドイッチは、左ききでは音の記憶を左右両方の脳でできるのに対して、右ききでは片側の脳（たぶん右脳）でしか記憶できないためにこのような結果がもたらされたのだろうと説明している。

プロの音楽家や音楽大学の学生を対象とした研究もある。エディンバラきき手テストと対象者が専門とする楽器についての関係を調べたものに、クライストマンの研究がある。彼の研究では一九八名の音楽家を対象にしている。この研究では全体としては音楽家の左ききの割合が必ずしも高いとはいえなかった。ただ、専門とする楽器との関係では特徴があった。つまり、オルガンやピアノ、ハープなどのように左右の手が独立した運動共応を必要とする楽器の専門家には両手ききの傾向が強いが、ヴァイオリンやフルートなどのように、おもに左右の手が統合的な動作をする楽器の専門家は両手ききの傾向が弱かった。

きき手と音楽に関する最近の研究では音の記憶などの要素的な分析よりも包括的な能力との関連が問われるようになっている。たとえば、コッピーズらはきき手と初見演奏能力について検討している。初見演奏とは、はじめて見る楽譜を指の運動に直ちに変換して演奏したり、はじめて耳にしたメロディを再生する聴音演奏と呼ばれるもので、私のように何一つ楽器を演奏できない人間にとっては神業のように思えてしまう能力である。初見演奏や聴音演奏は楽器演奏だけでなく歌唱でも同じことであるが、さまざまな音楽に関する要素が総合的に発揮される能力と見なすことができよう。

コッピーズらは、ドイツの音楽大学ピアノ学科の学生五二名を対象に次のような実験を行い、音楽能力に必須の能力である初見演奏で、右ききは左ききや両手ききよりも劣ることを明らかにしている。この実験での課題は、ヴァイオリンの演奏であらかじめ録音したソロ・メロディを聴かせて、それをピアノで再生せよというものであった。ピアノで一度聴いたメロディを再生したものをコンピュータに録音し、音符（音階・長さ）に間違いがないか、見逃した音符はないか、よけいな音符を演奏しなかったかを評価するものである。その結果は図1－7のとおりである。右ききのピアニストは間違いが多く、左ききや両手ききは演奏能力に優れることを示している。

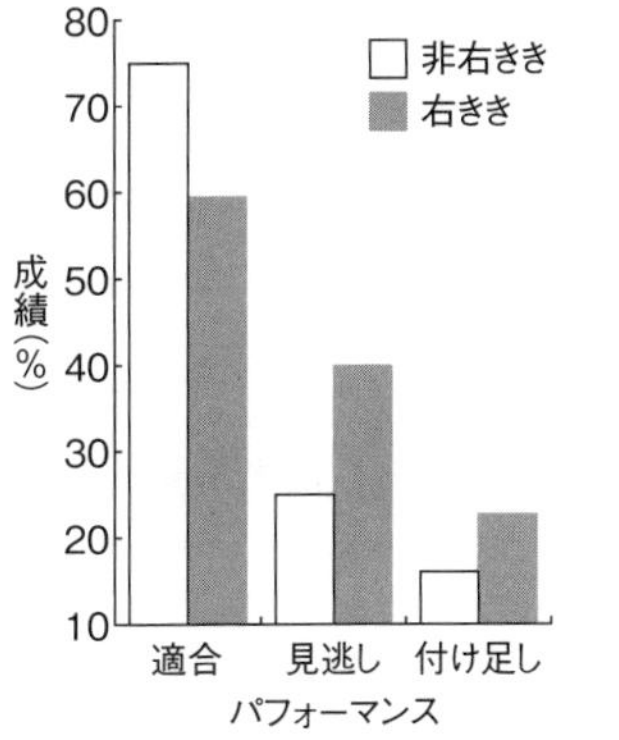

図1-7　きき手と音楽才能

Kopiez, Galley & Lee, 2006 を参考に作成。

ただ、注意すべきなのは彼らの研究でのきき手は質問紙検査によるものでなく、指の巧緻性で決めている点である。つまり、左右の人差し指と中指の三〇秒間でのタッピング数で判定した。これはアネットのきき手理論（第4章参照）では、もっとも信頼できるきき手の指標であると考えられているためである。もっとも、タッピングの作業量で判定したきき手の型と、自己申告のそれとについては、この実験に参加したピアニストの場合、自己申告では二五％が左ききとしているにも関わらずタッピング法では七％が左ききとなるなど、必ずしも一致度は高くない。したがって、ここで言及したほかの研究者の質問紙きき手検査による分類と、タッピングで決めたきき手での研究結果とを単純に比較するわけにはいかない。

ただ、タッピングの作業量を左右手で比較すると左手の巧緻性が優れるピアニストは五二名のうち四五名と多く、ピアニストにとっては左手の手指運動は鍵となる能力であると思われる。

以上のきき手と音楽能力に関する研究を概観すると、次のような説明が思い浮かぶ。すなわち、「小学生を対象にしたグッドらの研究ではきき手による音楽能力の違いは見いだせなかった。にもかかわらず、コッピーズらのように成人でその関係を支持するデータは多い。これは、左手での手指運動の訓練に困難さを感じる者（右きき）は楽器演奏の練習を途中で放棄するのに対して、強く感じなかった者が楽器演奏などのくり返し練習が長続きし、このような持続力が音楽家などの職業へとつながり、成人の音楽家や音大生には右ききが少なくなってしまう」というものである。

ところで、音楽的能力については当人よりも親のきき手の影響を指摘する報告もある。ケラーらは、音系列を二度聴かせて、先に記憶したものと同じかどうかを問う課題を、音楽専攻生と音楽を特別に学習した経験のない大学生に与えている。それによると、音楽専攻生の成績が優れることはもちろんであるが、音楽専攻生は左耳で聴く（右脳にまず入力される）ことを好み、非音楽専攻生は右耳で聴く（左脳にまず入力される）ことを好むという違いが示され、そのほうが反対の耳で聴く場合よりも成績もよかった。さらに興味深いのは、音楽専攻生の場合は、親に左ききがいる場合といない場合とで違いがあり、左ききがいない場合は左耳優位がとりわけ顕著に現れたと考えられる。親に左ききがいる場合には遺伝的要素の関与や左手を使うことへの養育者周辺の容認度が高いことなどが考えられるからである。音楽的能力には、きき手それも親の世代を含めたきき手が影響するということかもしれない。

第2章　安全でない左きき

少数者が偏見の対象にされるのは世の習いである。その成立メカニズムが明らかでない場合にはなおさらのことである。したがって、左ききは歴史的にも偏見や邪悪なるものの対象とされることがあった。少数者への偏見は、精神医学的な問題を例に挙げれば明らかである。かつては精神病に分類されたてんかんは、その分類にあてはまらないことは誰もが知るようになり、うつ病への偏見もその成立メカニズムが解明されるにつれて急激に減少し、もはやないに等しい状況となっている。

左ききへの偏見も、今日ではその成立メカニズムへの科学的な提案が行われるにつれ、あるいは少数者である左ききの人たちの発言の増加と相まって、ほぼ消失したといえよう。しかし今日でも、多数を占める者たちの鈍感さと、利潤を追求することだけを重視する社会の仕組みは、左ききの人たちにとっては必ずしも心地よい安全なものではない。

本章では、安全ではない現代社会に生きる左ききの人に注意を喚起する話題を紹介したい。左ききの人が犯しがちな認知の過ちや安全へのリスク、そしておそらくもっとも関心が高い指摘である、左ききは短命というのは本当なのか、などが主要な話題である。

「左きき＝短命」説

左ききは短命であるという、左ききの人間にとっては聞き捨てならない、薄気味悪いその主張はカナダの研究者コレンによってもたらされたものである。わが国でもこの主張を鵜呑みにしている向きがないでもない。

この主張の根本にあるのがカナダで出版された本に掲載された資料である。オリジナルはきれいに表現されていないので、作成し直したのが図２－１である。これは縦軸に右ききの割合を、横軸に年齢を表している。この図を見れば、明らかに高齢になるほど右ききの割合が単調増加していること、別の言い方をすれば左ききの比率が減少していることがわかる。この加齢とともに左ききが減る理由をコレンらが問題にしたところから、「左きき短命」説は生まれたのである。彼らはその理由として二つの説が想定できるとした。

一つは若いとき左ききであったが、右きき社会では右ききとして生きていくほうが都合もよく、負担も少ないので、徐々に右ききに変わっていく人間が増加するという「変容説」である。もう一つが、左ききは早く死んでいくので高齢者の人口に占める左ききの割合は相対的に減っていくという「短命説」である。この両者を検討した結果「短命説」のほうが理屈に合うということになったのである。私はこの結論を了とするのはまだ早いと考えるが、とりあえずはコレンらの主張をたどってみよう。

彼らの「変容説」とは次のようなものである。社会では右ききが大多数を占めるので、日常生活で遭遇する道具——自動販売機のコイン投入口、車のギア・チェンジ、定規の目盛りの打ち方、缶切り、鉛筆削り、時計の竜頭など——は左ききにとっては使いにくい。娯楽用品でも釣り竿のリール、ヴァイオリンやギターも左ききには使いにくい。こんな具合に、左ききにとっては不便さが社会生活に充満しているので、親や、教師などが右ききに変えようとし、それに伴って きき手は変容されるというものである。しかし、この考え方をコレンらは次の理由から否定している。

第一は、左ききを右ききに変更すべしという社会的なプレッシャーは一九二〇年ごろから欧米ではすでになくなっているか、極端に弱まっているという事実である。一九二四年のアメリカの新聞調査では左手での書字を右手に変える指導をしていた小学校は、一九一八年以降二五〇校から六六校に減少したという。このような事実があるのであれば、一九二〇年に一〇歳であった児童は一九八〇年には七〇歳に達しているはずで、図２－１の高齢者での左ききの減少傾向を説明できないというわけである。

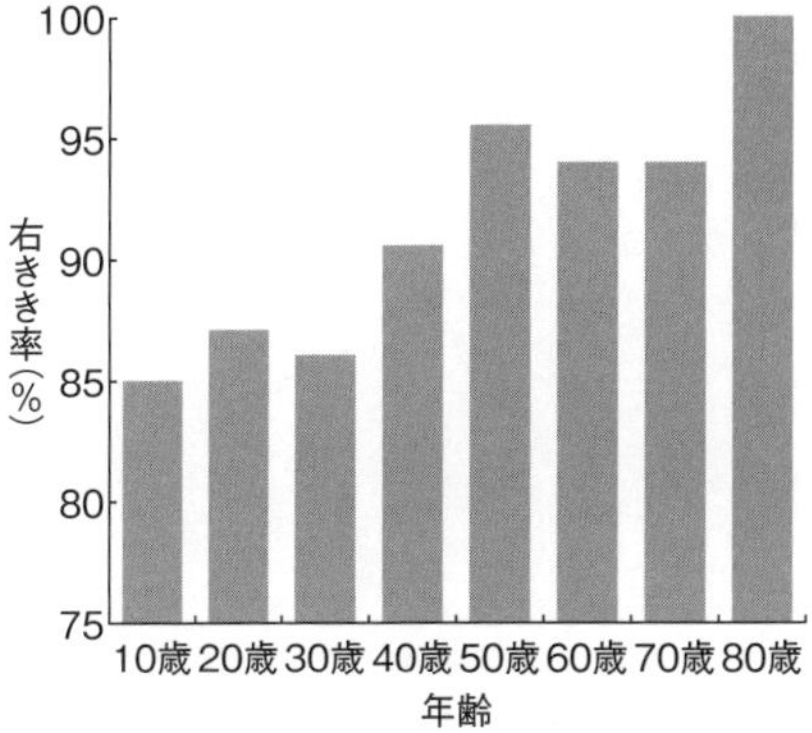

図 2-1　年齢別の右きき率

Porac & Coren, 1981 を参考に作成。

第二の理由は、きき手を変更したいと考えてもそう簡単ではないという事実である。ライバーの研究では、きき手変更の成功率は三・五%程度に過ぎないとしており、コレンらも三・六%であったという数字を示している。第三の理由は、きき手の変更が行われたとしても幼少期が一番多いはずで、このことは年齢に比例して左ききが減少していく傾向は説明できない、というのである。事実、図2－2は左ききを右ききに変更した年齢とその成功率を男女別に示したものであるが、三年生以降の変更の試みでは成功率は激減することがわかる。

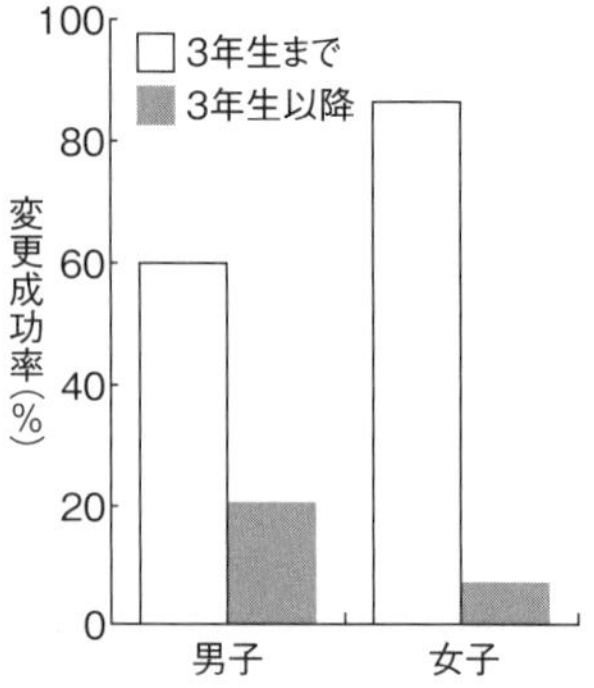

図 2-2　左から右へのきき手変更の成功率

3年生までと以降で成功率に違いがある（Porac & Searlman, 1986 を参考に作成）。

最後に、きき手の変更が成功したといっても、それは書字で用いる手に限定される場合が多いからである。漢字を書く場合には、左手での筆使いはやりにくい。そのため、台湾では右手で書字すべしというプレッシャーが強いために、きき手の変更が試みられる割合は欧米に比べて高いが、それは書字に用いる手に限られたもので、その他の片手動作（はさみを使う手、金槌を使う手、ボールを投げる手）では左手を使うことはそのままであるのがほとんどとしている。きき手の変更が書字に限定されるのであれば、きき手検査では左ききとならない可能性が強い。したがって、左ききが年齢とともに減少することは説明できないということになる。

以上の四つの理由でコレンらは「変容説」は否定できるとし、「短命説」のほうが図2－1の傾向を説明しやすいとしたのである。

本当に短命なのか？

では、「短命説」を積極的に支持する証拠にはなにがあるのだろうか？　彼らは三つの理由を挙げている。その第一は、男子のほうが女子よりも左ききの割合が多いことである。これはたいていの文化に共通して見られる傾向である。また、男子のほうが女子よりも寿命は短いことも一般的な事実である。この二つのことから左ききは右ききよりも寿命が短いと推測されることになる。

第二の根拠は野球年鑑に基づくものである。一九七八年までにアメリカ野球年鑑に記載されている二二七一名の選手には右投げ右打ちか左投げ左打ちかのデータが示されているので、これを分析した。ボールを投げる手と打席の側が逆転する選手は除いて、右投げ右打ちと左投げ左打ちの二群でその死亡年齢から寿命を比較したのである。その結果、右きき選手一四七二名の平均死亡年齢は六四・六歳であるのに対して、左きき選手二三六名の死亡年齢は六四・〇歳であった。わずか数カ月ほどの違いではないかといわれるかもしれないが、この差異は統計学的に有意である。つまり、左ききが短命であると断定して科学的には差し支えないことになる。

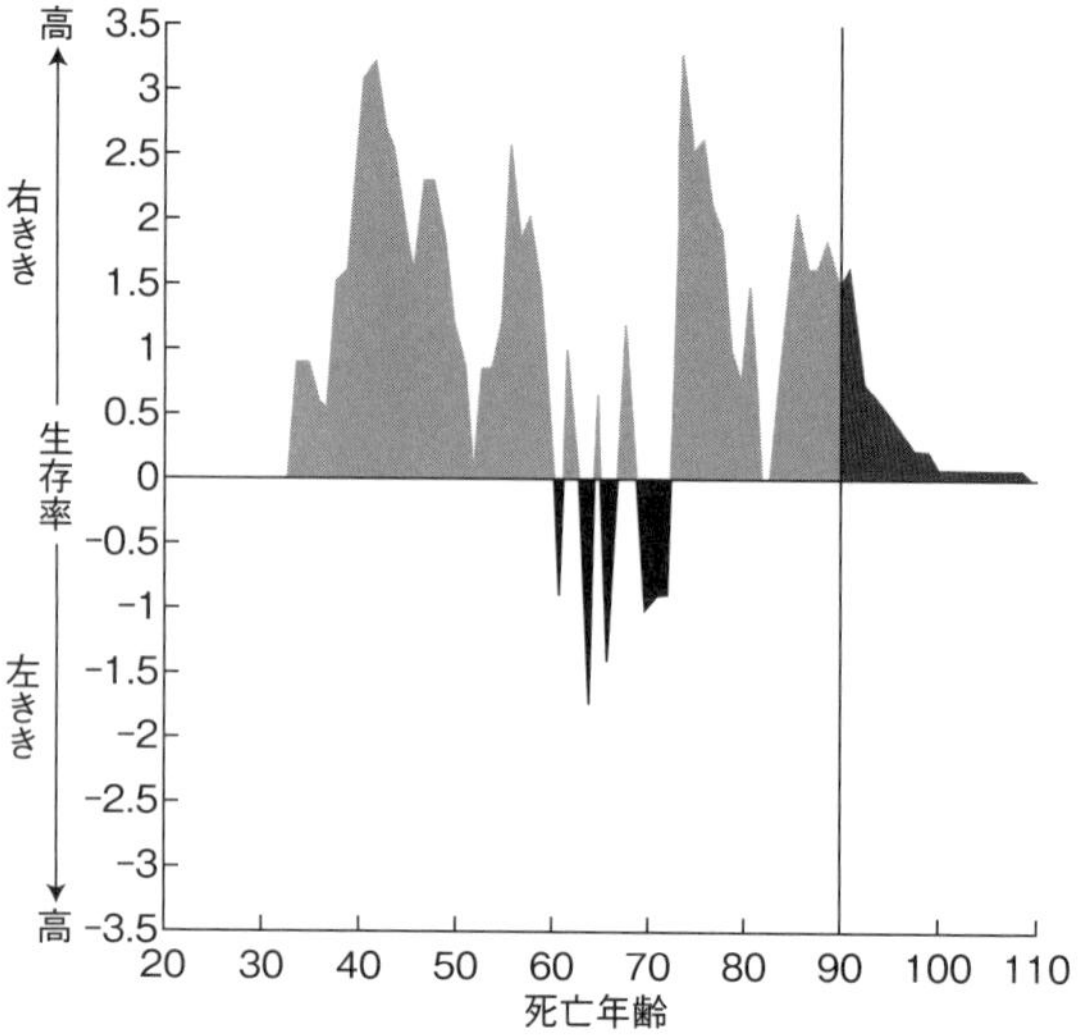

図 2-3　右きき選手と左きき選手の生存率

90 歳以降に左ききの生存者はいない（Halpern & Coren, 1988 を参考に作成）。

図2－3は、もっと詳細にデータを表したものである。この図からわかるように、九〇歳を超えて生存した左きき選手は皆無であることになる。左きき選手では八一歳が最高齢であるのに対して右きき選手では二・五％が八一歳以上であり、一〇八歳を超える選手もいたという。

さらに、第三の根拠としてコレンは郵送法でのきき手と死亡年齢を親族に問い合わせた調査結果を用いている。南カリフォルニアで行われたこの調査は、役所で死亡報告を調べて、親族に「死んだ人のきき手は、書字、ボール投げ、描画についてどちらであったか」を回答して返送してくれるように求めるものであった。二八七五通の手紙を送付して三六・〇％の一〇三三名について回答が得られた。いくら科学的研究のためであると断ったところで、三六％もの回答が得られることは日本ではあり得そうにない。アメリカ人は基礎科学者への信頼性が高い国民と仄聞するが事実のようである。

その結果は図２－４に示すとおりである。この調査には六歳までに死亡したケース、自殺、殺人などでの死亡例は除かれている。女子の平均寿命は七七・四歳、男子は七一・三歳で六歳ほどの違いがあった。データの分析ではきき手別の寿命の違いに性差は見られず、右ききの七五・〇歳に対して左ききは六六・〇歳であった。約八年の違いがあることになり、左ききが短命というわけである。

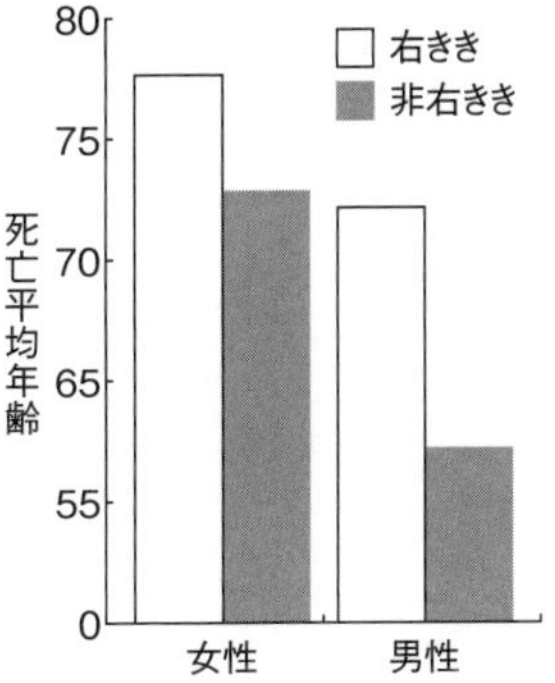

図 2-4　987 名の無作為抽出で選んだ死亡者のきき手と平均年齢および性差

Coren & Halpern, 1991 を参考に作成。

以上の「短命説」の主張の根拠を見ると、なるほど左ききは短命なのだとうなずいてしまいそうになるが、くわしく研究内容を分析すると、いくつかの疑問が浮かび上がる。

まず、高齢になるほど左ききが少ないという根拠データになっている図２－１への疑問である。通常、このように年齢群別に変化を見る資料は発達曲線と呼ぶもので、心理学では誰もが目にする基本的な資料である。このような場合には、各年齢群は同規模の人数をあてるのが基本である。もちろん多少のばらつきは大規模な実際的調査では避けられないが、図2－1の基本データを見ると、八～一五歳では男女合計で二八二名、一六～二五歳では三四〇八名、六六～七五歳では八八名、七五～一〇〇歳は三七名と各年齢群のサイズのばらつきはとてつもなく大きい。

学生を含めたデータは得やすいので人数が多くなり、中高年者になるとデータが得難く人数が少なくなるのは理解できるが、六六～七五歳や七五～一〇〇歳の年齢群では、きき手の質問に回答できる元気な健常人に偏った母集団であると推定できる。高齢になれば、病院に入院・加療中であるとか、認知症が始まって質問への回答など不可能という場合が多くなるはずである。つまり、図2－1のデータは標準的な年齢群の母集団のデータもあれば、エリート高齢者とでもいうべき特殊な標本データが混在して扱われているといわざるを得ない。その点でデータの信頼性に検討の余地が生まれると考えてしまう。

また、郵送法によって得られた南カリフォルニアの資料も、親族による回答によれば左手書字は五・八％、左手描画は五・八％、左手でのボール投げは七・三％であったということだが、アメリカ人のきき手調査でこれほど低い左きき率の資料は見たことがない。一〇～一五％が一般的であることを考えると、親族が死んだ人を回想して回答するという方法の信頼性にも疑問が生じることになる。

その他、きき手を書字の使用手あるいは三種ほどの動作でのみ、それも左か右かというようなカテゴリーで決めるやり方にも問題はある。

以上のように、詳細にコレンらの主張を検討すると「短命説」を単純に肯んじるわけにはいかない。それではあなたがそれを確認したらよいではないかといわれそうだが、そのうち検討してみたいと考えている。科学研究の基本は疑うことから始まるので、私の意地悪な性格だけからコレンらの主張にクレームをつけているわけではない。

一方、短命についての議論では、左ききが右ききより短命なのは、左ききが戦争時の戦闘場面で命を落としやすいことが原因で統計的に違いが出るだけであり、戦争時を除けば差はないという指摘もある。左ききの人は右ききにも増して戦争反対の声を強める必要があるようである。

さらに、左きき短命説は別な形でも検討され、間接的ではあるがその主張を支持する資料が提供されている。スイスのガルバルドースラの主張は次のとおりである。すなわち、コレンがいうようにもともと左ききで、そのまま一生左ききで過ごす人は右きき社会の環境がもたらすさまざまなストレスが原因となって短命につながるかもしれないが、左ききであった人が人生の途中で右ききに変更した場合にはこのような環境ストレスはなくなるはずである。したがって、長生きにつながるはずであるというのだ。スイスの三五歳から七四歳の地域住民一六九二名を対象にして、①もともとのきき手はどちらでしたか？　②字を書くのにどちらの手を使いますか？　などの質問に回答することを求めたのがガルバルドースラらの研究である。

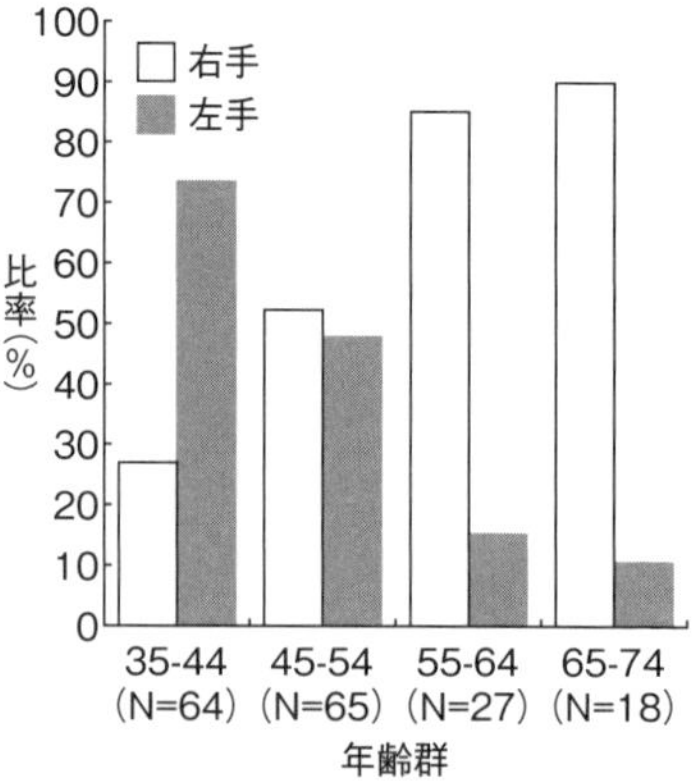

図 2-5　現在の書字に用いる手

Galobardosra, et al., 1999 を参考に作成。

図2－5からはもともと左ききであったジュネーブ地域の住民が、高齢になるほど左手で書字をしていない状態が明らかである。このデータからは、三五～四四歳群での左ききの割合が一一・九％であるのに対して、六五～七四歳群では六・二％まで低下している。書字の手を右から左に変更した人は六五～七四歳群では八八・九％にのぼる。なお、このような傾向に、性差も教育歴も、職業も関係がなかったということである。

このスイス人を対象とする研究は、左ききのまま社会生活を送る人よりも右ききに変更し社会適応に積極的であった人が高齢者で多く、このことは逆にいえば、コレンの主張に合うということになろう。いずれにしても、スイスにおけるきき手変更の社会的圧力が驚くほど強かったことは明らかである。

短命でない左きき

コレンの「左きき短命説」については、前述のとおりいくつかの疑問がある。最近の学術誌には短命説に否定的な資料も提示されているのである。短命説を読み薄気味悪い気持ちになられたままの読者には、ブラジル人研究者の報告を紹介するので、ポジティブ思考・前向きな生き方への転換を推奨したい。

ブラジルのマーティンは、コレンらの方法と基本的には類似した方法で研究を行っているが、異なるのは役所で調べた死亡届の情報から親族に質問票を送り返送してもらう郵送法ではなく、直接故人の親族にインタビューしてデータを収集している点である。このほうが信頼できるデータを得られるはずというわけである。彼女たちは一〇社の葬儀屋に頼んでおいて、葬式の連絡があるとその故人の親族の所に出向いてインタビューしたのである。一三カ月で五五六名の死者についてのデータ集めを試み、最終的に五一三例についてのデータを得たという。コレンが用いた郵送法の回収率が三六％であったことを考えると九二％というきわめて高い回収率からは、直接インタビュー法は面倒でありコストもかかりそうであるが、優れた研究法であることがわかる。なお、一〇歳以下の子どもの場合や自殺、殺人事件での死亡例はコレンらと同じようにデータから除いている。

書字に使う手、スプーンをもつ手、ハサミを使う手、歯ブラシをもつ手、金槌をもつ手の五項目の動作について右きき、左きき、両手ききの三件法でききききき手を問うデータを集め、きき手係数を算出してはいるが、コレンらのデータと比較するために、親族が記憶する死んだ人のきき手

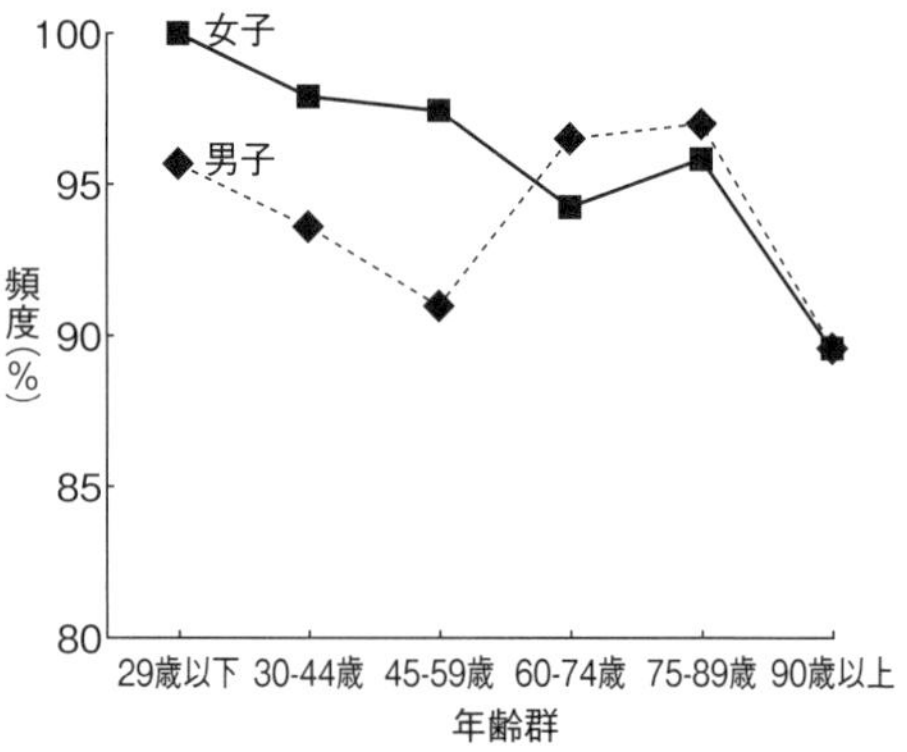

図2-6　加齢と右きき率

Martin, et al., 2002を参考に作成。

を、右きき、左ききの二群に分けた分析を報告している。その結果ではきき手係数で判定したきき手と親族の故人についての回想によるきき手との間に不一致はなかった。

マーティンらのデータの詳細は図2－6のようのものである。「左きき短命説」で紹介したコレンらの図とは、ずいぶんと傾向が異なることが一見してわかる。図2－6はコレンらの研究結果との比較を容易にするために私がデータに基づいて作成した。「左きき短命説」で私はコレンらの発達曲線における各年齢群の人数比の違いに触れているが、この研究では二九歳以下は二三名、三〇～四四歳は四七名、四五～五九歳は七八名、六〇～七四歳は一七一名、七五～八九歳は一六八名、九〇歳以上は二六名とそれほど大きな差異がないこと、高齢者群の人数もコレンらの研究よりも多いことから、こちらのほうがむしろ信頼性は高いといえそうである。

ついでにいえば、この研究での左ききの割合は、九・四%であったとしている。これは、ほかの研究者が行った大規模なブラジル人成人でのきき手調査で報告されている左ききの割合よりも数パーセント高い。一般に知られているカナダ人の左ききの割合よりも低くなったコレンの研究とは逆の傾向である。おそらく、インタビューで直接聞かれると故人は左ききであったかのように記憶の誘導的錯誤が生じたと考えられる。インタビューでは左ききかどうかだけでなく、変更の有無などについてもくわしく聞かれた。こうした状況では対象者は調査者が強い関心を示す左ききであったかのように、調査者の期待に沿った答えをしてしまうバイアスがかかるのかもしれない。

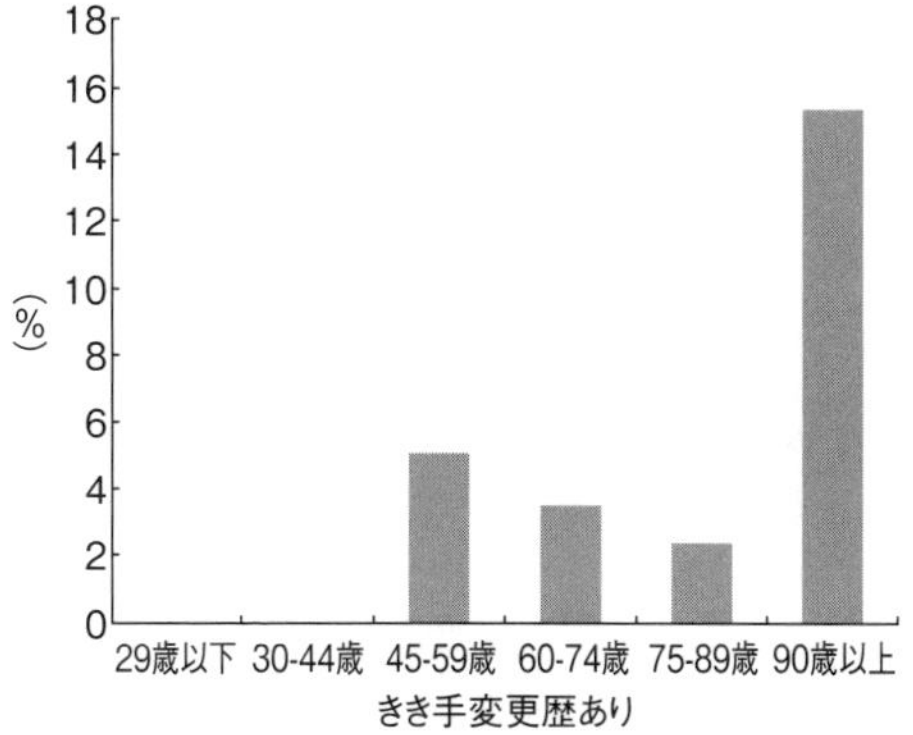

図 2-7　きき手変更歴と年齢との関係

Martin, et al., 2002 を参考に作成。

このように考えると、研究者はもちろん、誰がどのようにデータを集めたのかなどの詳細な吟味なしに、単純に比較したり結論を述べたりすることには慎重さが必要なことがわかる。

マーティンらの研究でもう一つ興味深いのは、きき手の変更歴についての分析結果である。調査では、両親や教師が故人のきき手を左手から右手での書字に変更させた履歴があるかを聞いている。その結果、一八名（三八％）に履歴があったという。このきき手矯正歴保有者の寿命はどうだったのだろうか？

図２－７がその結果である。この図はきき手変更

歴のある人を年齢群別に表したものである。この図から、信頼性のある統計学的な分析を行うには人数が少なすぎるが、九〇歳以上の長寿の年齢群は人数が少ないので別にして考えるとしても、七五~八九歳のかなりの長寿といえる年齢群にきき手変更歴のある人が多いことがうかがえる。つまり、きき手変更歴のあるほうが長生きであったということになる。ちなみに、私の父親は左ききでの書字を矯正してつたない文字を書くことを気にしていたが九二歳という長寿を得ている。また、四四歳以前に変更歴のある人が存在しなかった事実は、四四歳までの若い世代ではもはや左ききを変更させるという両親や教師の圧力はなくなったか弱まったことが推測できる。

この「左きき変更歴ありが長寿」という結果をどう解釈すればよいのか、にわかには不明だが、とにもかくにも、左ききの人を穏やかならざる気持ちにさせた「左きき=短命」という主張には、反証データも存在し、疑問視される向きがあるのである。

左ききの骨折事故

左きき短命説は、一九九四年に『左利きは危険がいっぱい』という本が出版され、日本でも広く知られるようになった。コレンが最初に発表した調査では、スポーツに関連する事故、作業に関連する事故、家庭での事故、道具に関連する事故、運転事故の五つのカテゴリーで事故にあった確率は左ききが右ききよりも高いというものであった。

このきき手と事故との関連についての報告は、実際に救急外来を訪れる患者数を調べることで再確認する研究を生み出すことになった。たとえば、グラハムらは病院の救急外来を訪れた七五九名の六～一八歳の若い患者で、事故が原因の外傷患者は、その八〇％が左ききであったとしている。成人の場合でも同じような結果が報告されており、アメリカ海軍初年次兵の事故に関する報告に基づけば、外傷により入院した左ききは右ききよりも三四％多く、転倒による入院は左ききが三五％多かったという。

その後、コレンは自説を強化すべく二種類の大規模な調査研究を行っている。いずれも左ききは右ききよりもリスクが高いという自説を裏付ける結果が示された。

最初の調査対象は、空軍の兵隊を対象にしたものである。一〇六四名が入隊時に回答した質問票のデータ分析である。対象者はすべて二〇歳代の若い男子で行われている。話は少しそれるが、コレンの研究データはたいていが既存のデータベースを分析したもので、研究目的に沿って独自に計画した質問項目というわけではないことをあらかじめ指摘しておく必要があろう。

ほかの目的につくられた質問項目ではどうしていけないのかと疑問を抱く読者もいるかもしれない。きき手研究者の間では、標準化された検査（信頼性や妥当性の検証が済んでいる検査をいう）を使うことや、きき手の強さの程度を議論することが一般的な常識である。

たとえば空軍の入隊時の質問票では「右きき？／左きき？」の項目にチェックするだけでききき手を決めている。きき手を二つのカテゴリーに分けて行う議論は、きき手の程度との関連を検討するといった詳細な分析の際に、仮説を強化する科学的手続きができないという短所を内包する。
また、コレンは、その質問票で調べられた「肩や肘に痛みや違和感があったか？」「肘が曲がらないことがあったか？」「肘の痛みや腫れがあったか？」「骨折したことがあるか？」といった項目への回答とき手との関連を分析したのである。空軍で痛みや腫れの有無を聞いているのは、兵隊の訓練への支障を知ることだけが目的で、その原因には関心がなく、必ずしも外傷的なものとは限らないのである。そのためコレンのデータは、最適の手法でリスク行動とき手の関係を分析しているわけではないことを念頭において見る必要がある。

さて、きき手と関節障害・骨折についてのグラハムらの研究結果を示したのが図2－8である。骨折の項目を除いて、すべての場合に左ききが右ききよりも有意に頻度が高い結果となっている。ちなみに、左ききは一一九名、右ききは九四五名であったとしており、右ききの割合は八九％なので、きき手の割合は人口分布に占める割合との乖離はない。

別の調査は一般の大学生を対象にしたものである。ここでのきき手は、対象者に「左きき、両手きき、右きき」から選択させるやり方を採用している。この研究での質問票もほかの目的で実施されるものに「骨折経験」項目を追加して、それを分析したものである。大学生に、これまでにどこか骨折した経験があるかを尋ね、骨折部位を「手・指・手首」「腕・肩・首」「足・つま先・くるぶし・大腿骨」「肋骨・鼻」「その他の部位」に分けて分析した結果が図2－9である。

統計的なレベルでの差異は、じつは「腕・肩・首」のカテゴリーのみで見られなかったが、男女別に分析すると男子では統計的に有意な差異が認められている。

　これらのデータも、左ききの大学生のほうが割合として骨折を経験する頻度が高いことを示しており、右ききに比べて事故のリスクは高いというコレンの主張を裏付けたというわけである。

　二つ目の調査データをさらにくわしく見てみると、どこの部位かを問わずになんらかの骨折を経験した左ききと右ききの比率には、それほど大きな違いはない。左ききは四三%であり、右ききは三八%である。ところが、両手ききでの比率は四九%と高くなっている。これは、左ききが事故にあう確率は高いというよりも、非右ききが高いといったほうが適切なような印象を与える。

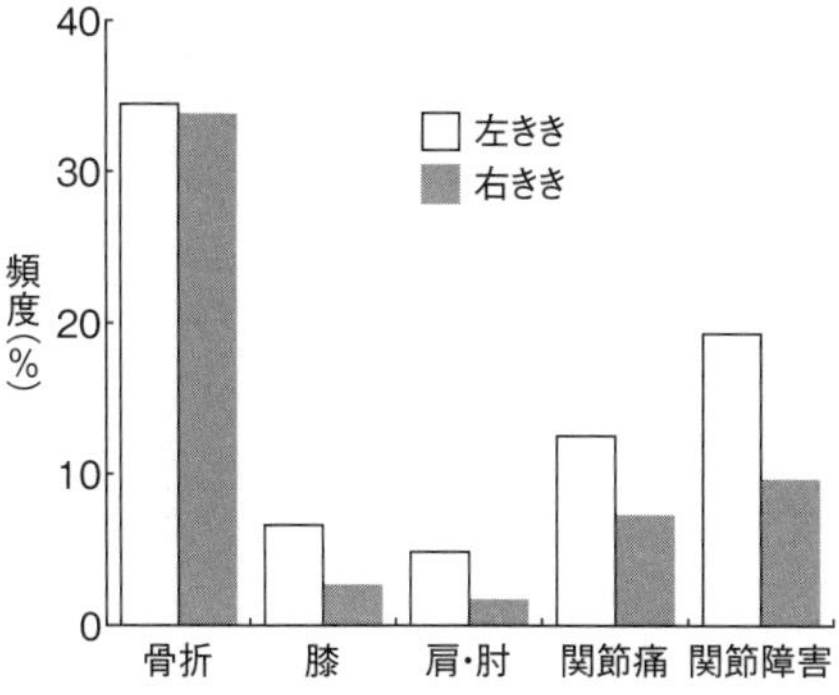

図 2-8　きき手と関節障害・骨折頻度

Graham, et al., 1993 を参考に作成。

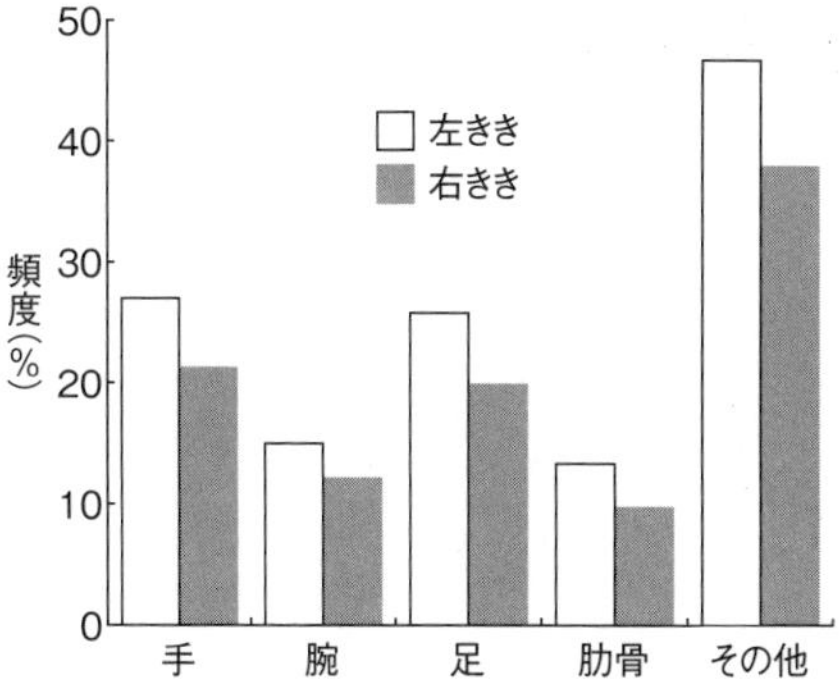

図 2-9　きき手と骨折部位

Graham, et al., 1993 を参考に作成。

つまり、一貫してどちらかの手を使う傾向が弱い、すなわち両手ききの人の場合にさまざまな事故に遭遇する確率が高くなる、といったほうが適切ではないかと指摘できそうである。たとえば、転倒の際に怪我を回避する反射的な防御姿勢を一貫して素早く採用できる強い右ききや強い左ききに比べると、両手ききの人の場合には反射的防御姿勢の採用が遅れるのではないかというわけである。

前述したようにコレンのデータは、検討する仮説を正面に捉えてきき手検査や調査項目を設定していないので、くわしい検討に進めない苛立たしさを感じる。ただ、骨折事故との関連は今後の検討課題ではないかと感じている。

左ききと怪我

「左きき＝短命」を唱えたコレンの根拠の一つに、右きき社会用につくられたさまざまな道具は左ききには不利なことが多く、そのために右ききの人よりも強いストレスを経験する、そしてそのことの長い間の蓄積が寿命に関連するというものがある。この説に従えば右きき用の道具が一般的である社会では左ききには不利な道具が多く、左ききは右ききよりも怪我に遭遇しやすいことが推論できる。

しかしながら、左ききのほうが右ききより怪我の発生率は低いとする研究や、きき手による違いはないとする研究も少なくない。労働の場での作業環境は、片手の動作が一般的な場合や両手を同時に動かすのが基本、というように千差万別であるといってもよい。たとえば、片手での作業でも電動の釘打ち機での怪我のような場合は、きき手でないほうの手に生じやすいことが予想できる。しかし、プレス機に片手でものを差し込むような作業ではきき手を怪我する可能性が高くなろう。したがって、作業様態を考慮したもっと詳細な検討が求められることになり、コレンの主張の妥当性はこれからの研究を待つ必要がある。

そこで、作業環境での安全研究という立場から、きき手と怪我の問題を検討している研究があるのでその内容を見てみよう。このマッケンジーらの研究は、どのような作業が手の怪我に関連が深いのかという問いと、作業環境と怪我へのきき手の影響についての問いに答えようとする調査である。

手の怪我は救急医療対象となった約五万件の二九％を占め、その四〇％は労働場面で起きたものであるという。この研究はカナダの西海岸で行われており、労働環境は日本と類似していると見てよいので、わが国でも労働災害での手の怪我は似たような比率で生じているに違いない。

直感的にはコレンがいうように、作業様態は大多数を占める右ききを想定しているのではないかと思われるが、果たしてどうなのであろうか？　金属工作企業三〇社を対象に、作業様態ごとにビデオ撮影した映像から、物を置く、物を移動させる、手を伸ばす、腕や手首を回転させる、握る、物を離す、押さえつけるという七つの動作について左右手の関与の仕方を検討している。その結果、片手で機械やボタンを操作する左右手の関与の度合いについて統計的な差異は認められなかった。唯一の差異は非常ボタンなどを押す動作に認められ、全体の八九%が右手側で行うようになっていた。左ききの比率が一〇・〇%程度とする数字と奇妙に一致している印象がある。非常ボタンを押すのに要する単純反応時間は、左ききの右手での動作が右ききの右手での動作よりも遅れるというデータはないので、左ききが不利という指摘は必ずしもあてはまらないことになる。

この結果は、労働環境での作業条件は左ききに不利だから怪我の発生率が高くなる、という指摘を支持するものではないと結論できそうに思える。しかしながら、「労働での作業様態とき手は関係がない」と結論するのは早計かもしれない。フランスの外科医の名前を冠する、きつい筋肉労働をした結果生じるデュピュイトラン症候群(手の筋膜がやせ細る病気)では、きき手側から症状が現れることが報告されている。ザカリーは、右ききでの症例では五四%が、左ききでの症例では六〇%がきき手である側の手から症状が出現したことを報告している。これは、きき手と労働には関係があることを示している。

マッケンジーらの報告で、必ずしも左ききに怪我が多いわけではないというのは、左ききが右きき用の道具や作業環境においては格別の注意を払うために生じているのかもしれない。つまり、緊張感をもって作業を行うことが怪我の減少につながっているということである。電動のこぎりなどでの手の怪我は、右ききが左手を怪我するほうが、左ききが右手を怪我するよりも顕著であるのも作業時の緊張感が関係することの間接的な証拠なのだろう。

これらの結果は、労働災害は単にきき手と機具の特性との関係だけでなく、心的な要素の関与が大きいことを示しており、重要な指摘といえよう。そのように考えていくと、いったん否定しかかったコレンの指摘する、右ききに比べて左ききは耐えざる緊張状態を長い期間経験していために短命なのだという考え方も、侮りがたいということになろう。

両手ききが怪我をしやすい？

「左きき＝短命」という主張は、左ききが事故に遭遇しやすい、怪我をしやすいことを根拠の一つにしている。これに関して、左ききと右ききとの事故遭遇比率を比較した議論がある。しかし、先に兵隊での資料などで紹介したように、左ききのほうが遭遇率は高いという報告や、統計学的な有意差はないという報告の両方があるというのが現状であろう。

このような研究の流れを受けて、きき手と怪我の関連を検討したフィンランドでの研究があるので紹介しよう。ここでは左ききと右ききと怪我の頻度との関係だけでなく、両手ききが怪我をしやすいのではないかと、先に私が述べた可能性を検討している。この研究が優れるのは、大規模な同一年齢の母集団で検討している点である。広い年齢範囲が含まれる母集団での検討は、異なった生活習慣で道具の使用体験が一様でない可能性を含むため、怪我の実態に多様性が生まれてしまうからである。

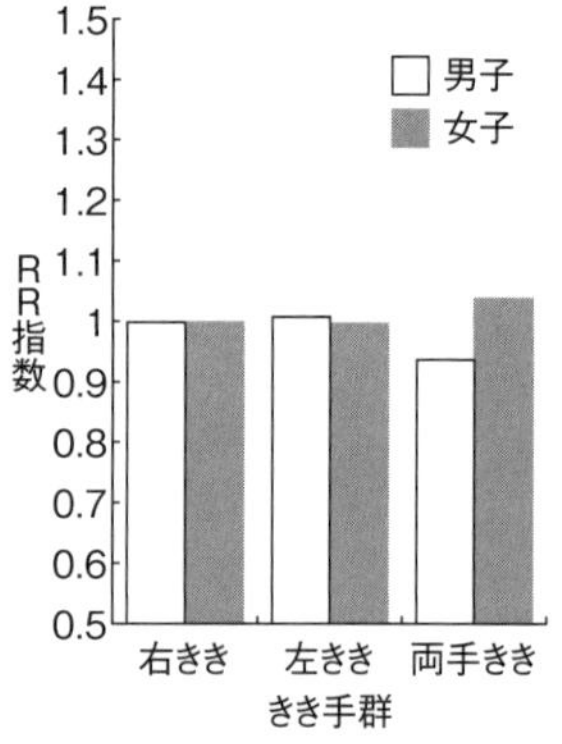

図2-10　きき手群別および性別で表したRR指数

Laivor,et al., 2003を参考に作成。

ライバーらの研究はフィンランド北部の町で一九六六年に生まれた一万二二三一名が対象である。彼らが三一歳になったときに九一%が生存しており、七五%はそのまま生まれた町に住んでいた。すなわち、一万一五四一名がその町の住民であり、郵送法で質問票への回答を求めたところ、七五%からの有効回答があったという。左ききの男子は七・九%、女子は六・一%であり、男子では一・七%が、女子では〇・九%が両手ききであった。きき手は回答者の自己申告で、左きき、右きき、両手ききから選択させている。

質問票の中で怪我に関する項目は、病院に行かねばならなかった重症の怪我であることを基準にして、左手、右手、左右手同程度のいずれであったかを質問している。さらに怪我は仕事中、交通事故、家庭内、スポーツなど娯楽場面、犯罪場面でのどこで生じたかも質問してある。この研究では、「相対的リスク度」（ＲＲ）という指標を採用して議論を進めている。それは、左ききの人が怪我をした回数と右ききと両手ききが怪我をした回数の比率を求める指標であり、左きき

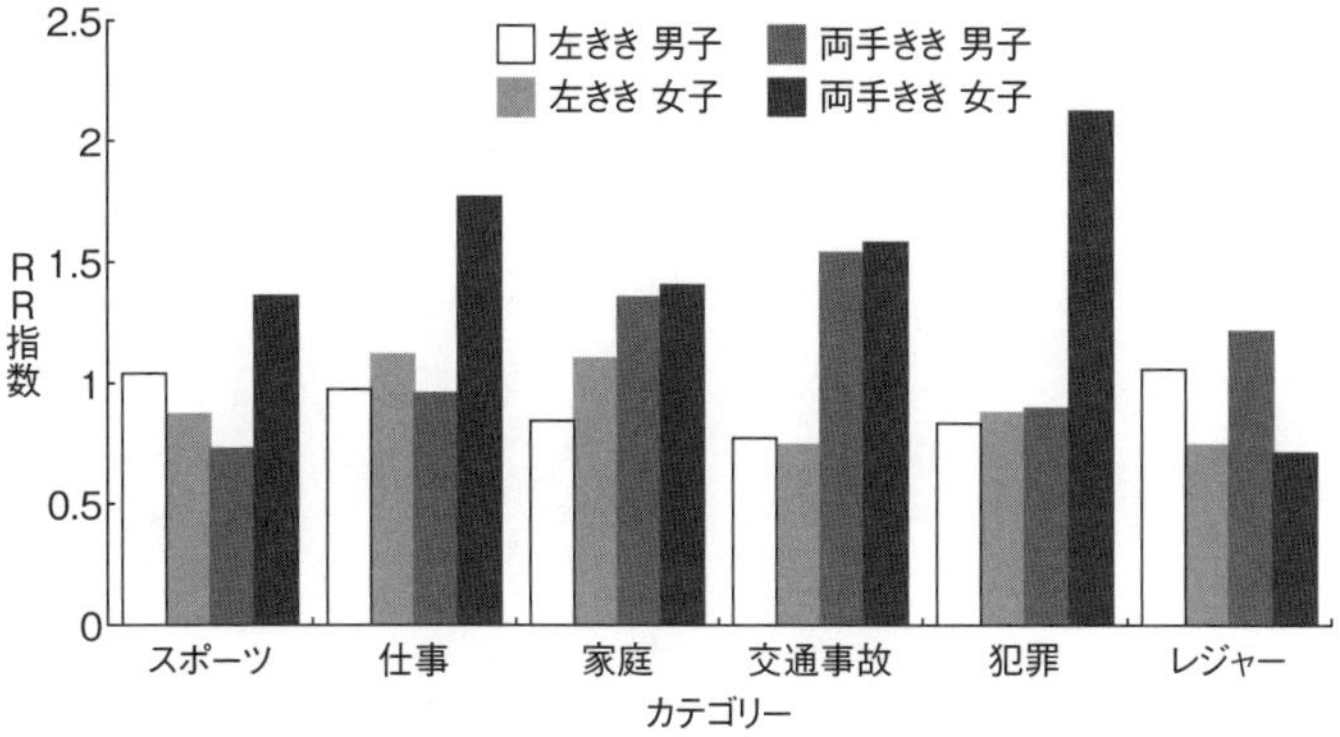

図2-11　きき手別、性別で見る怪我をした状況

Laivor,et al., 2003を参考に作成。

のＲＲが一・〇より大きな数値となる場合は怪我のリスクは右きき手群プラス両手きき群に比べて高いことを意味し、一・〇よりも小さな数値の場合はリスクが小さいことを意味する。一・〇のリスクは同程度であることを意味している。

図２－10はきき手群別および性別で表したＲＲ指数の結果である。統計的にはどの群にも違いはない。ＲＲ指数では、統計的な差異はＲＲ指数の目盛を超える数値でないと生じない。つまり、左ききが右ききよりも怪我のリスクが高いという仮説は支持されなかったことになる。

怪我をした状況別の頻度は図２－11に示すとおりである。統計的な差異があるのはプラスマイナス〇・五程度の隔たりが必要なので、左ききのリスク指数ＲＲが右きき群に比べて高いといえる状況は見あたらない。両手きき群の場合に女子の仕事場面、男子も女子も交通事故でリスク指数が高くなっている。これらのデータからは、いうまでもなく、左ききは事故に遭遇しやすいという傾向は見られないことになるし、両手ききは怪我のリスクが高そうな傾向はうかがえるが、断定するのは早計なように思える。

いずれにしろ、三〇歳までの人生では左ききが事故に遭遇しやすいというコレンらの指摘を支持するものとはなっていない。ところで、単純に考えて、命に関わるような重篤な怪我は指や腕の怪我が原因となることは想定しにくいのではないだろうか。指を誤って切断したとか、片腕がちぎれてしまったというような大怪我であっても死に至ることは現代の医学では考えにくい。人間が死ぬのは、最終的には心臓が止まるか肺が機能しなくなるかのどちらかでしかないはずである。心臓疾患や肺機能疾患で亡くなる割合と事故で死亡する割合の詳細は知らないが、事故による死亡の割合が相対的に高いとは想像しにくい。したがって、きき手と怪我の関連から両者の寿命の差異を説明に用いることは、因果関係の議論としては如何なものであろうか。

第3章　左ききの諸相

心理学は人間の行動が研究の対象である。「人間はなぜそのように振る舞う（行動する）のか」という問いに答えようしたところに学問の起源がある。もちろんこのような問いは古代文明発生のころからもあったに違いないが、近代に入って自然科学の方法論に沿うような形で具体的に答えようとしたのは、ヴントによる一八七五年のライプチッヒ大学での実験心理学教室開設以降のことである。その後のわずか一三〇年足らずの間に心理学研究は大きく発展し、世界中の国ぐにで学問研究の一分野として広く認知されるようになっている。

「人間はなぜそのように振る舞うのか」を問う際に、人間とは具体的になにを指すのかで、それが児童であれば児童心理学、青年であれば青年心理学と呼ばれる研究分野を構成するようになったし、行動の具体を探求すれば、それが記憶であれば記憶心理学、知覚であれば知覚心理学というように研究分野が構成されるようになった。もちろん人間の行動の成立の仕組みを調べるのに下等動物のほうが都合のよい場合もあるので、心理学の研究対象は人間に限定されないことになる。

左ききという人間のグループを対象に、なにかの行動側面を検討することは心理学の得意とする研究の切り口となる。そこで、本章では左ききというグループの行動の諸相を見てみよう。性行動やリスクを認知する行為に右ききには見られない特徴を指摘する研究が報告されている。

左ききはリスク知覚に優れる?

人間は生きていく過程でさまざまな危険に遭遇しながら、それを回避したり乗り越えたりしなければならない。このような行動を心理学では「リスク処理行動」と呼ぶ。リスク処理とききての関係の検討というと、なにか突拍子もない感じがして奇異に感じられる向きもあるかもしれないが、一定の科学的な背景が想定されている。それは、右脳が左脳よりもリスクへの感受性が高く、それを避けようとする機能があるという主張に基づいている。

たとえば、右脳活性タイプの人間はリスクが高い行動を回避しがちであるとか、リスク行動を採択することが少ないとかの、危険な事態への接近—回避行動における右脳と左脳の情動反応の脳波研究がある。また、右脳の前頭部から側頭部にかけて損傷がある患者では、左脳の同じような部位に損傷がある患者に比べてリスク行動(たとえばヘマをすると罰を受ける)に携わりたがる傾向が強いとか、リスクがある活動に携わると右脳の前頭部から頭頂部での血流量が増加する、などの報告もある。

これらの生理学的知見を背景に、右脳は行動のリスクに対する感受性が高く、もし正常に働いているならば正確にリスクの度合いを評価し、それに対応できる行動を選択すると推論される。このことを受けて、右脳へのアクセスが右ききよりも頻繁に見られるという非右きき(両手きき)を対象にした研究が発表されている。左手は右脳による直接的コントロールを受ける。したがって、非右ききのリスク対処行動は右ききのそれとは異なるはずだという仮説が立てられるのである。この研究では、きき手の判別に「エディンバラきき手テスト」（第4章参照）が用いられているので、一〇項目すべて右手と答えたグループと二項目以上右手使用と答えなかったグループの比較ということになる。

クライストマンはリスク知覚とリスク行動とに分けて分析を行っているが、それはこの二つを独立したものと見なしているからである。リスク知覚は、ある行動に対するリスクが高いか低いかを認識することであり、リスク行動とは、リスクのある行動に実際携わるかを指している。バンジージャンプを例にとれば、危険を評価する度合いが同じでも実際に跳んでみる人と留まって跳ばない人では、リスク知覚は等しくてもリスク行動は異なることになる。

実験では大学生を対象にして男女別に結果を分析している。大学生は四〇項目からなる質問紙を与えられ、それらの項目のリスク評価、行動への参加度などを五点満点で評価した。四〇項目は五つのカテゴリー（掛け率の高いポーカーゲームなどの財政的行為、運転時にシートベルトをしないなどの健康・安全行為、バンジージャンプに挑戦するなどの娯楽行為、試験でカンニングをするなどの倫理行為、奇抜な衣装でパーティに出るなどの社会的行為）から構成されていた。

きき手テストの結果から、非右きき群と強い右きき群を取り出して質問紙でのリスク知覚を示したのが図3－1上である。この図からわかるように、きき手群別で有意な差異が見られたのは、

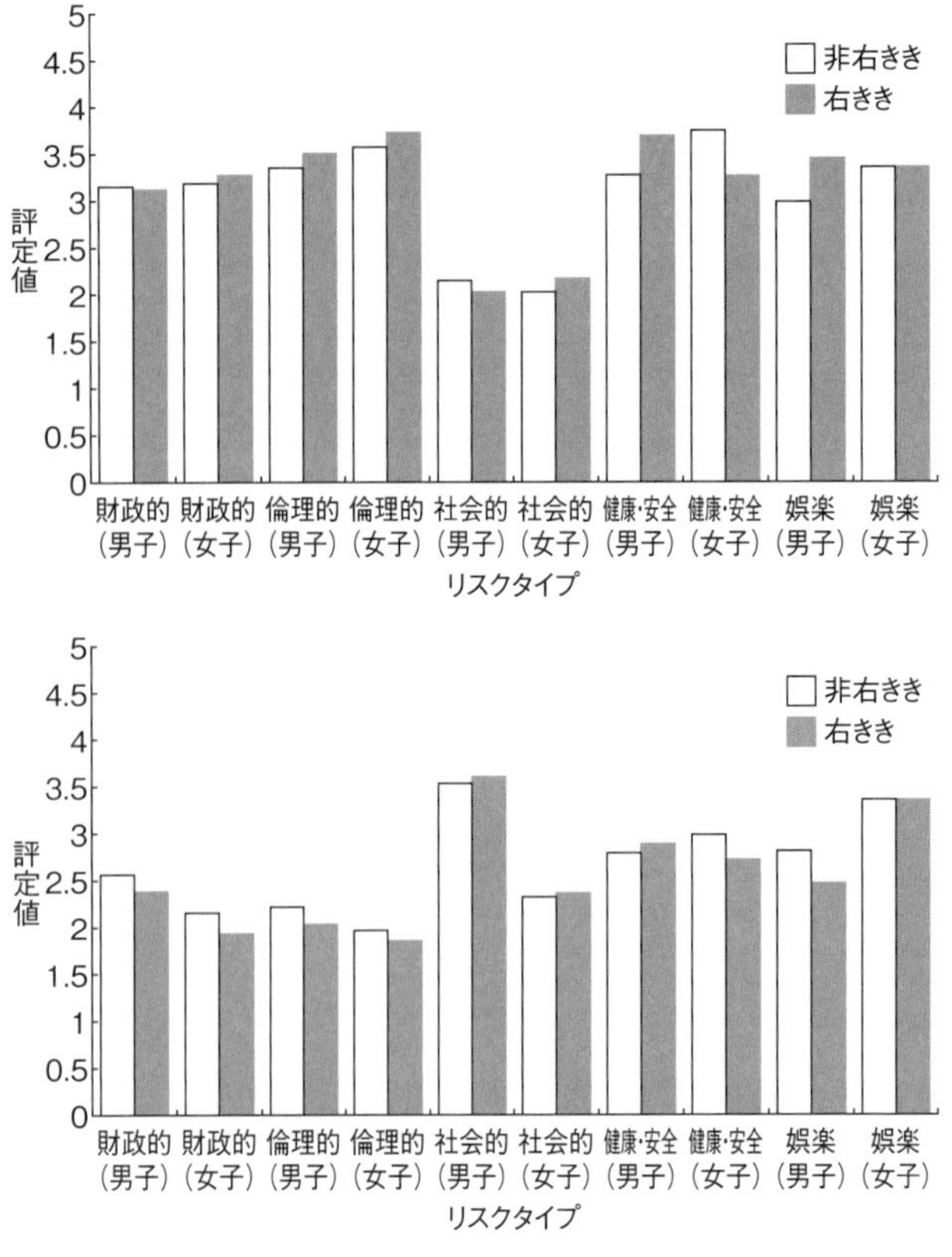

図 3-1　きき手とリスク知覚（上）、リスク行動（下）

Christman, 2007 を参考に作成。

娯楽行為でのリスク知覚であった。しかしながら、仮説に沿った非右ききのリスク知覚が右ききよりも高いとする結果は認められず、逆の傾向を示すものとなった。健康・安全リスクについては性差があり、女子のほうが男子よりも高い評定値を示した。ほかのカテゴリーについては性差もきき手群の差異も認められないという結果であった。

図3－1下はリスク行動についての結果である。性差が財政的リスク、倫理的リスク、社会的リスクに認められ、男子が高い値を示すものであった。きき手群の違いは娯楽リスクにおいてのみ認められた。この結果は、非右きき群が高い評定値を示し、仮説を支持するものとなった。社会的リスクについては有意な差異は生じなかった。

これらの結果から、非右ききは右ききよりもリスク知覚に感受性が高く、リスク行動を避ける傾向が強いという仮説は支持されなかったことになるが、今後は質問紙での評価ではなく、さらに実際のリスク場面における検討やそうした場面での脳活動を同時に測定した研究が待たれるトピックスである。

日本人と左きき

ここで、日本人のきき手について紹介しよう。わが国でも古くからきき手の研究は断片的には行われていたが、科学的な裏付けをもつ研究はラテラリティ研究が出現し、脳機能の研究にきき手を記述することが必要になって以降のことである。

とりあえず、自分の研究結果から述べることを許していただきたい。左ききの割合は「H・N・きき手テスト」（第4章参照）を用いて、一九七三年と一九九三年に大学生を対象に調べた資

表3-1　きき手の世代間比較（%）

		左きき	両手きき	右きき
1973年	男子	4.3	7.2	88.5
	女子	2.3	3.7	94.1
1993年	男子	6.2	6.6	87.2
	女子	4.2	3.6	90.2

Hatta & Kawakami, 1995から作成。

料がある。一九七三年の調査での左ききの割合は、男子は六・二%、女子は四・二%で、全体としては四・八%であった。両手ききの人は男子六・六%、女子五・六%で全体としては五・九%であった。欧米諸国での左ききの割合と比べるとやや少ない印象があるが、右ききでない人との割合は約一〇・〇%ということになる。

遠藤を中心とした富山医科薬科大のグループも、エディンバラきき手テストに、箸をもつ手、ナイフをもつ手、クシをもつ手を問う三項目を付け加えた質問紙を、四四四五名の高校生に実施している。その結果、左ききは男子四・〇%、女子二・四%で全体としては三・二%であり、両手ききは男子四・六%、女子三・四%で全体としては四・〇%であった。この結果は、性差が認められること、書字に用いる手が左という人は〇・七%、箸を左手でもつ人は一・七%と極端に少ないことを報告しており、使用手の変更が行われた可能性を強く示唆している。

なお、この遠藤らの結果は、きき手テストの項目が一致していないにもかかわらず、私たちの一九七三年の調査での左ききの出現率（三・一%）と非常によく似ている。ただし、私たちの一九九三年の調査結果よりも左ききの割合は少ない。これは用いるきき手検査の違いだけでなく世代の違い、すなわち時代の影響を受けている可能性が高い。

じつはわが国では、時代により左ききの割合が変化しているのである。一九九三年の調査では、二〇年前に行った同じきき手テストを再度実施して、日本人のきき手の割合の変化を検討した。表3－1がその結果である。この表から明らかなように、女子に限ってであるが、二〇年間に非右ききが統計学的にも有意に増加したのである。男子の場合には大きな変化はない。一九七三年の調査対象となった大学生は、その親のほとんどが戦前の生まれであるのに対して、一九九三年の調査対象学生の親は大部分が戦後の生まれである。わが国は第二次世界大戦を境にして、親の養育態度が大きく変化した国である。このような、いわゆる西洋化した社会的態度が、女子に見られた変化をもたらしたおもな原因ではないかと考えられる。

きき手と軸足の関係は？

日本人の中高年者の軸足についても調べているので紹介したい。これは住民検診の際に併せて調べたもので、健康な中高年者であり、認知機能検査で認知症の傾向がある人は除いた。

まず、軸足を調べる目的がなにかであるが、きき手の出現を軸足の出現と関連づけて論じているアメリカのプレヴィックの理論が背景にある。簡単に紹介すると、彼は、妊娠後期に胎児の左側の前庭器官（とくに聴石）が右側よりも発達し、それがもとで、神経系および身体運動器官にラテラリティが生じると主張している。前庭器官は耳の奥の内耳にあり、空間定位、眼球の反射

表3-2　年齢別に見たきき手ときき足の関係

		30-40歳代（N＝63）	50歳代（N＝70）	60歳代（N＝162）	70歳代（N＝53）
右手きき	左軸足	43	55	123	40
	両足	16	11	31	9
	右軸足	0	0	0	1

運動、体の平衡感覚一般に関与しており、水平面および垂直面に対する頭部の定位に際してきわめて重要な役割を果たしている。つまり、姿勢を維持したり、斜面でも倒れることなくバランスをとって歩いたりできるのは、前庭器官が正常に働いているお蔭なのである。胎児期に出現するこの前庭器官の左右非対称性が、きき手や軸足の起源だというのである（第5章参照）。

プレヴィックは、たいていの人間では身体の左側が姿勢維持をコントロールし、右側が随意的な運動をコントロールするとしている。われわれの先祖が四足から二足歩行に移行したときに左足でバランスや重心をとり、左手で身体を支え、右手で食物を摑むようになったという。この考え方に基づくと、右手ききの人は左足で、左手ききの人は右足で身体を支えるはずである。上肢と下肢との関係に、果たしてそのような傾向が見られるのであろうか。文献を検索してもこの種の資料がないので、自分で調べてみることにした。

表3－2は私たちの調査で、右手ききで左軸足という上肢と下肢の交差型と、右手ききで右軸足という非交差型の割合を示したものである。左手ききは人数が少なすぎるので分析から除いている。私たちが作成した軸足検査項目は一〇項目から構成されるが、身体を支える因子と片足で操作する因子の二因子構造となっている。下記の項目で身体を支え、バランスを取る側の足を調べている。すなわち、

一　片足で立つときに支えている足
二　片足飛びで使う側の足
三　休めの姿勢のときに体重が乗っている足
四　片足バランスの動作で使う足

の項目についての分析である。基軸としている側をここでは軸足と呼ぶことにする。

表3－2から明らかなように、右手ききの人は左足に重心をかけ、身体運動の軸にしていることがわかる。プレヴィックの主張はおおむね支持される結果といえよう。左下肢を軸に身体の姿勢や運動が維持されていることは、負担も左足が右足に比べて大きいことになる。整形外科医である長谷川らは大腿骨の骨折にラテラリティがあると報告している。長谷川らは、五〇～七五歳では二二八名：一八五名、七六～八五歳では三〇四名：二三五名の割合で左大腿骨の骨折が多いことを報告し、このようなラテラリティはスウェーデンの症例報告でも同じ傾向であるとしている。これらは右ききの人間は左足に負担をかけるラテラリティがあるためと説明できそうである。

日本の中高年に左ききは少ない？

さて、私たちの研究では軸足だけでなく、中高年者のきき手も調べているので見てみよう。

じつは中高年者の左ききの出現率を検討する大規模な研究はほとんどないのである。内外を問

表 3-3　年齢別に表した日本人のきき手の割合（%）

	20歳代 (N＝1700)	30-40歳代 (N＝63)	50歳代 (N＝70)	60歳代 (N＝162)	70歳代 (N＝53)
左きき	4.8	3.2	1.4	1.9	3.8
両手きき	5.9	3.2	4.3	2.5	1.9
右きき	89.3	93.6	94.3	95.1	94.3

わずほとんどの研究が学生を対象としている。学生を対象にすると、健常な成人のきき手を調べる際に知的に問題がないとか、精神医学的な問題を考慮する必要がないなどの条件が揃う母集団としてデータが集めやすいが、年齢が二〇歳代の青年期にある対象者中心のデータとなる。そこで、中年期以降のきき手の割合はどうなのかについて検討を行ったのである。

表３－３は、年齢群別に表したきき手の割合を示したものである。二〇歳代とそれ以上の年齢群で人数は異なるが、比率だけを比較してみよう。この表からは、若年者で非右ききの割合が高く、高齢になるほど右ききの割合が高いことがわかる。なお、二〇歳代の大学生の調査は一九九三年に実施したもので、それ以外の中高年者は二〇〇三年に実施した調査である。大学生のきき手調査では、その二〇年前に同じ質問紙項目で調査したときに比べて女子の非右ききの割合が統計学的に有意に増加していたので、日本人に関しては右ききであるべきことへの拘束が減少していると推測できる。

大学生に比べて中高年者で右きき率が高いことは、右ききへの変更の圧力は減少しているとはいっても、同時に、社会に出てさまざまな労働を経験する過程で右ききであることが有利なために、両手ききや左ききが減少している可能性を示唆している。

年齢群で右ききの出現率に差異が見られることは、単に労働様態がもたらしたものなのか理由は定かではないが、きき手のあり様は固定的なものではなく、人生を生きていく過程で遭遇するさまざまな経験によって影響を受ける可能性はうかがえる。

左 左ききは文化の影響を受けるのか？――外国人のきき手

わが国では左ききが少ない印象をもつ理由には、テレビのニュースで外国人政治家――たとえばフォード、レーガン、クリントンなどの歴代アメリカ大統領――が左手でサインをしている映像を多く目にするのに対して、日本の首相が左手で書字している姿を見ることがないためなのかもしれない。しかし日本人の左ききは諸外国に比べて少ないのであろうか。大きな文化差があるとすれば、きき手の成因に幼児期以降の環境の影響を重視せねばならなくなる。

まず、台湾人のきき手についての研究では、強い左ききは男子で二・〇％、女子で一・〇％、弱い左ききとされたのが男子で四・〇％、女子で二・〇％であった。日本人よりも左ききが少ないといえそうである。

イタリアはカトリックがもっとも一般的な宗教であり、左手への禁忌が強い国として知られている。このイタリア人成人を対象にした調査結果では、右ききが六三・六％、左ききが六・四％であった。残りは両手ききであり、性差は認められていない。両手ききが日本人よりもずいぶん多い様子がうかがえる。

宗教上、左手への禁忌がカトリックと同じように強いのがイスラム教である。ペインはイスラム教の国である北ナイジェリアでき手の調査を行っている。大学生を対象に実施されたこの調査では、九・七％が左ききということで、結構多いという印象をもつが、これは実際に使う手を聞いたもので、どちらの手を使うのが望ましいかを尋ねた結果では、左ききとする人は一人もいなかった。望ましくないとは感じつつも左手を使う大学生が少なくないという事実は、大学生という恵まれた特別な階層の若者では宗教上の禁忌が弱まっていることを示している。それと同時に、宗教上の圧力がない場合に生物学的に生じる左ききは一〇・〇％程度である可能性を示唆するように思える。

アメリカのランスキーらのグループは、成人を対象にきき手を調べた結果を報告している。この研究は、電話番号簿からランダムに抽出した人に対する質問への回答に基づいており、書字、描画、ボール投げ、ハサミ使用、ハブラシ使用の五項目をきき手質問項目としたものである。その結果は、全体での左ききは二・四％、両手ききは二七・六％、右ききは七〇・〇％というものであった。人種による左ききの割合についても検討し、左ききは黒人の男子で多いことと、男子に両手ききが多いことを見いだしている。また、一八歳から三九歳と四〇歳から八八歳までの二種の年齢群についての比較では、若年群に左ききが多かった。この結果では両手ききが多い印象であるが、これは、五項目の質問のすべてが左手という人を左きき、すべて右手という人を右きききとし、残りの人を両手ききと分類したためであろう。このような基準は必ずしも一般的とはいえず、注意を払っておく必要がある。

文字を書いたり、スプーンを使う経験がほとんどない、パプアニューギニア人を対象にしたきき手調査も報告されている。これは一九五〇年代までは外部の人間との接触がほとんどなかった、一八五名のパプアニューギニア人を対象にしたものである。この研究では、動作項目ごとの使用手の割合が紹介されているだけで、左ききの割合については言及されていないが、この人たちの左ききの割合はイギリス人よりも少ない。カードを繰ったり、ブロックを積んだりするときの手の使用は、イギリス人に比べて一貫性がなく、手の使用と偏好側との関係には学習環境の要因が関係することを示唆している。

ブラジルの成人を対象とした結果では、全体としての左ききは五・二%であり、男子は六・四%、女子は四・一%であったとしている。この研究では年齢による左ききの割合の変化も調べており、四〇歳以上では二・〇%程度しかない左ききが二〇歳代では六・〇%近くなることを明らかにしている。カトリックがおもな宗教であるブラジル社会でも、左ききに対する許容度が近年になって増してきているようである。

イスラエル人を対象とするきき手研究は、きき手の成立についての文化的、環境的要因を検討するうえで都合がよい。というのは、イスラエルは第二次大戦後建国のためにヨーロッパ系だけでなく、北アフリカ、中近東などの国ぐにからも人びとが集まったからである。一九八〇年ごろの学生の親が育った文化的背景はさまざまであり、文化の影響を比較するのに適していたからである。シルバーバーグがこの点に着目してきき手調査を行っている。彼女は高校生にエディンバラきき手テストを実施し、両親の出身に基づいて分類した、ヨーロッパ系と北アフリカ・中東系とできき手係数を比較しているが、両群間に有意な差異は認められなかったという。彼女はきき手係数の分布を示すだけで左ききの割合については明らかにしていないが、両手ききに分類される人口の割合がグラフからは三分の一近い。

以上、いくつかの国で行われたきき手調査の結果を概観したが、アメリカやヨーロッパ系諸国では左ききというよりも両手ききの割合が日本や中国、台湾、イスラム圏諸国でよりも多い印象をもつ。世代による非右ききの割合の変化などは、文化差すなわち環境要因の影響を示唆する。ただし、かつてポラックらが指摘したように、きき手への文化の影響は北アフリカや中東諸国のようなイスラム文化圏では強く、極端に左ききの割合が低いという指摘は、最近では薄れてきているのではないかと疑問が残る。

まとめると、文化の違いはきき手の割合に影響しないというわけではないが、左手の使用を禁忌とする圧力は弱まってきているということになろう。単純に左ききの割合を比較して論じるのは浅薄過ぎであり、同一の検査項目で調査する必要があるだけでなく、この種の研究では被験者のサンプリングに偏りがないかどうかが常に問題になることを指摘しておきたい。

左ききには同性愛者が多い？

アメリカのノースダコタ州にある大学で、五年に一度「性差の生物学的基礎」と題するシンポジウムが開催されている。すでに三回開催されているので二〇年近い歴史があることになる。ラテラリティの性差に関する私の論文を目にした主催者が招いてくれたので、最近二回のシンポジウムに参加した。四〇題ほどの口頭発表を中心に四日間で開催されるため、ゆったりとした小規模の国際シンポジウムである。聞くところによればスポンサーはゲイの団体ということで財政的にも豊かな様子で、結構楽しい集まりとなっている。

発表される研究は、性差をもたらすのはホルモンなどの生物学的な原因で、育て方や本人の嗜好でゲイというわけではないとするものばかりである。二年前のシンポジウムでは、オスの白ネズミにホルモンを投与したらメスの白ネズミが示す防御運動パターンを示したなどという発表が印象に残っている。

私の発表は、認知機能の性差でよく知られている女性の言語機能優位は閉経期以降消失して、「おっさん」パターンになるという主旨であった。この話はここでは言及しないことにして、そのときのシンポジウムで注目された、ＢＢＣが行った大規模な性対象に関する調査報告を紹介しよう。そこでは、きき手と性愛対象との関係を取り上げて報告された。いわばイギリスのＮＨＫが行った調査であるため、信頼性は高いといってもよさそうである。シンポジウムでの発表データが論文として最近になって公刊されたので、うろ覚えでない紹介ができるというものである。

二〇〇五年の五月にＢＢＣが主体となってインターネット調査が計画され、世界中から四六万二八五九名が回答を寄せた。しかし、インターネット調査の特性を反映して実際にデータとして取り扱えたのは二五万名ほどであった。調査項目は認知機能、動機付け、パーソナリティ、性愛対象の嗜好に関する項目から構成されていたので、面白半分に数項目だけに回答を寄せるという手合いが半分近くいたことになる。

ここでの関心事である、きき手と性愛対象という項目についての回答が満たされていたのは約二〇万名であった。しかし、その中から一八歳未満と八〇歳以上の回答者は対象者から削除されたので、最終的な分析対象には八万七七九八名の男子と七万一九八一名の女子が調査に参加したことになる。十分大きな母集団ではあるが、この種の大規模調査では最終的に分析の対象にできるのは半分以下というのが一般的で、どのような調査であっても、調査テーマに強い関心をもつ人たちが最終的な分析対象になっていることに留意しておく必要がある。調査の背景や分析対象の特性に関する情報を把握したうえで結果を見るという姿勢は、騙されずに日常生活を送るうえでも大切な心がけである。

さて、この分析におけるきき手の評価法だが、測定方法としては必ずしも一般的ではない。「あなたは普通文字を書くときにどちらの手を使いますか?」という問いに左手から右手まで五件法で尋ねている。五つのボタンがあり、あてはまる箇所をクリックするという方法が用いられている。きょうだいの構成状況については「あなたの母親は何人の子どもを産みましたか?」「あなたは上から何番目の子どもですか(養子などを除いて)?」「あなたには上に男のきょうだいは何人いますか?」「あなたには上に女のきょうだいは何人いますか?」などの項目に回答するようになっている。性愛の対象については、「あなたの性愛の対象は、異性、同性、両性のどれですか?」を問うようになっていた。教育歴についても、「高校まで、職業学校卒、専門学校卒、大学卒、大学院卒」のどれかを選ぶようにされていた。

ここでの関心は、ゲシュヴィンド理論(第5章参照)を検証すべく従来から実施されてきた小規模な調査研究で指摘されることが多い、「左ききあるいは非右ききは同性を性愛の対象にする者が多い」というのは事実なのか、そのことに「男女で違いがあるのか」である。この研究では「男の年長のきょうだいがいる男子に同性愛者が多い」についての分析も行われている。

その結果を見てみよう。ただし、ブランチャードらの論文ではきき手は五件法になっているので一般的な表現である左きき、右きき、両手ききの三分類で同性愛者でのきき手の割合を計算し直して図示したのが図3-2である。この図を見ると、約二〇・〇%が非右ききで、彼らはかなりの割合で同性の人を性愛の対象者としている印象を受ける。このような表現から、非右ききで非異性愛の対象者が多いと結論づけている。

しかし、結果は別な表現も可能である。たとえば、私が作成したのが図3-3である。この図は右きき人口、左きき人口、両手きき人口の中での性愛対象の嗜好を計算し直したものである。すると、結果の印象は少し変わって見え、非異性愛の対象者の比率は少なく見える。このように、研究結果のデータは、表現の仕方ひとつで印象が変わるので気をつけなければならない。このBBC調査での性愛対象の結果は、それまでに指摘されてきたよりも傾向は希薄となっている。

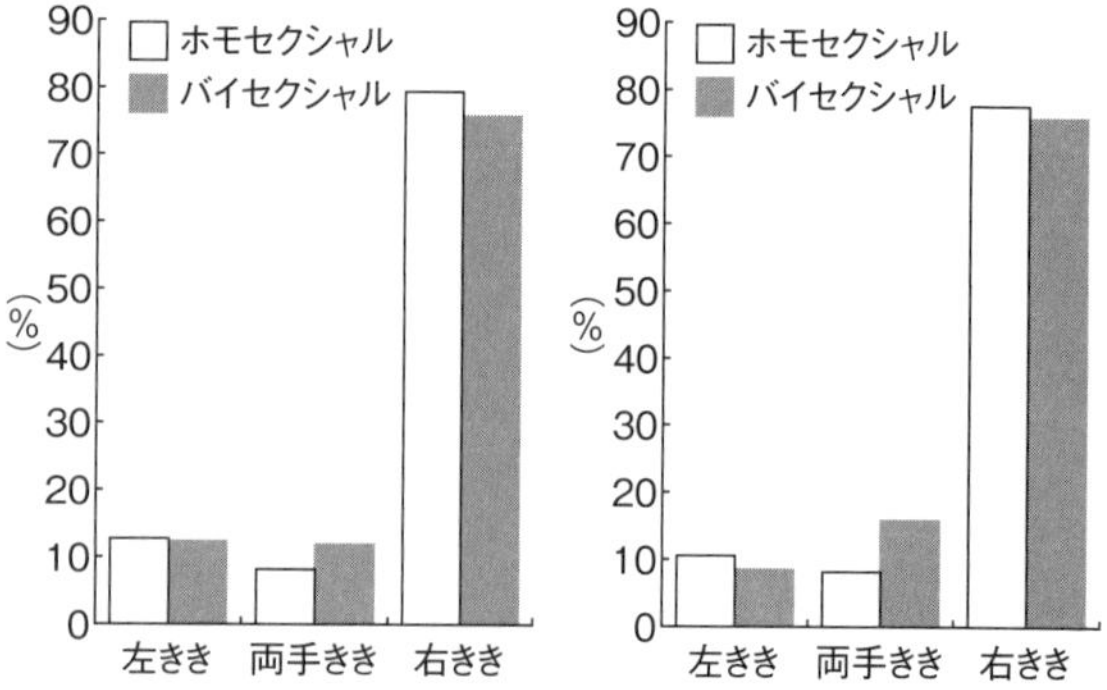

図 3-2　非異性対象の性愛者ときき手（左：男子、右：女子）

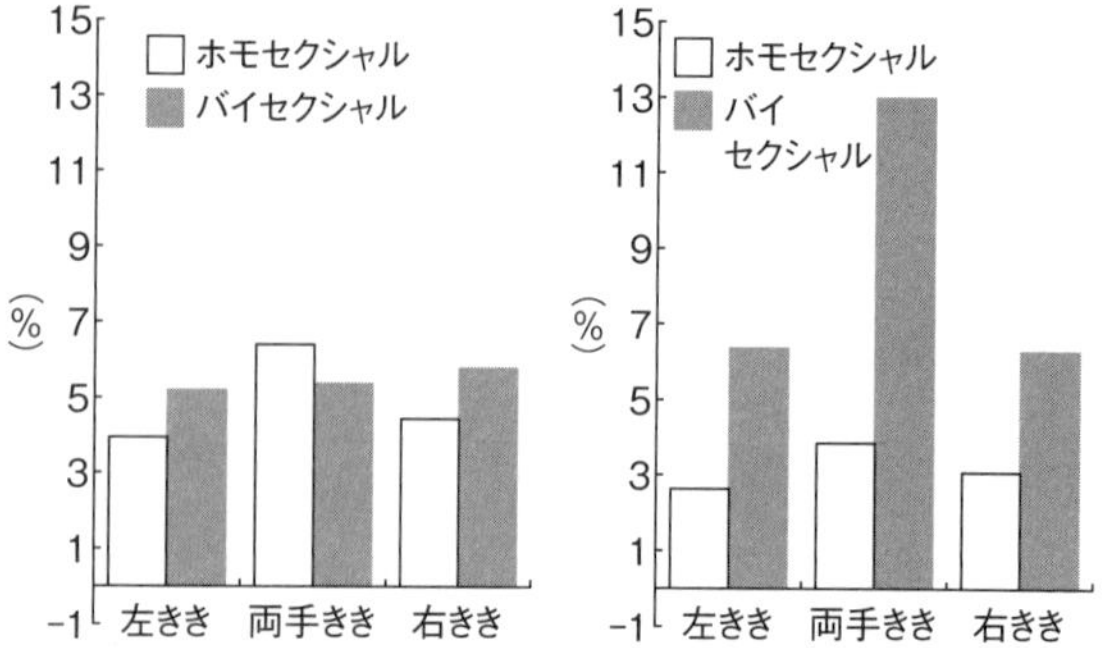

図 3-3　性愛の対象（左：男子、右：女子）

しかし、非右ききにホモセクシャルやバイセクシャルなどの性愛を嗜好する者が多いという従来の研究結果を支持し、きき手との関係をうかがわせるデータであるという結論は、いい過ぎではないと思われる。

性愛の対象ときき手との関係を報告している二〇編の研究を展望したラルミエらの論文では、男子同性愛で非右ききが多いとする研究は二〇編中一七編であり、女子同性愛で非右ききが多いとする研究は九編中八編であった。その関係は女子のほうが男子よりも顕著であるとしている。ブランチャードらの大規模調査データもこれらと一致する結果といえるが、ここでこのような研究が、非右ききと性愛対象の関係を調べた研究はどのような背景で行われているのかを説明すべきであろう。

性愛の対象ときき手との関係を調べたほとんどの研究が非右ききと非異性愛の性愛行動との関係を報告しているが、ラルミエらは非右ききと非異性愛の性愛嗜好との関係を説明する理論は確かなものは、じつはまだないとしている。

彼らによれば，次の三つが現時点では有力候補であるとしている。一つはゲシュヴィンドらによる胎児期の男性ホルモン分泌に基づくラテラリティ出現を指摘した理論であり、二つ目は胎児への免疫反応に関する理論であり、三つ目は発達不安定性と呼ばれる理論である。それぞれの理論についての詳細は第5章で述べる。

これら三つの理論に共通するのは、性愛対象について多数からの偏りであるゲイは、胎児期における脳内の発達上の問題によって生じるとすることである。かつて同性愛者を困惑させた、「母親の育児や本人の嗜好」として社会から非難された時代とは変わって、その呪縛から解放される時代となったのは確かなようである。

記憶ときき手

「右ききと左ききでは記憶が異なる」などというと、なんでも自分の専門に結びつける研究者の悪い癖と揶揄されそうであるが、きき手と記憶には強い関係があることが記憶の研究者から報告されている。

記憶研究は、心理学ではエビングハウスの忘却曲線が有名なように古い話題であるが、一九四〇〜七〇年ごろは中心的な話題から遠ざけれられていた時期なのである。厳密な科学的実験を志向すべきとする行動主義心理学では、目に見えない人間の記憶など心理学の主たる研究対象にすべきでなく、客観的な計測が可能なネズミでの行動実験が重視されたのである。しかしながら、一九七〇年代に入って心理学は行動主義の呪縛から解き放たれ、人間を対象にして記憶、注意、問題解決、言語、イメージなど、高次な認知機能を実験的に扱う方向性が強調されるようになった。これらを心理学の教科書では大げさにも「認知革命」と呼んでいる。

このような研究動向を背景にイギリスのマーティンらが行った研究は、日常的な記憶の問題である。きき手と記憶に関する話題はこのような背景で最近になって出現したのである。

彼女たちは、いつも見慣れている事物への記憶について実験した。イギリスの一ペニーと五〇ペンスコインの模様（図3-4）を覚えているかを大学生に尋ねたのである。馴染み深いものへの記憶成績は、そうでないものよりもよいというのが一般的常識である。心理学では、馴染み深くなるということは刺激と反応との結びつきが強まることと考えるので、その連合が強いほど再認や再生で測定する記憶成績は優れると考える。ところが、この常識があてはまらないことが示されたのである。

一ペニーコインは直径が二センチメートルほどの円形銅貨で女王の肖像が印されている。五〇ペンスコインは直径が三センチメートルある大きいもので、七角型の白銅貨である。それぞれのコインの特徴を再生させると、名門で名高いオックスフォード大学の学生の正答率は、一ペニーコインでは五一%、五〇ペンスコインでは四三%に過ぎないという惨憺たる結果であった。通貨という、日常もっとも馴染み深い事物への記憶が悪かったのである。

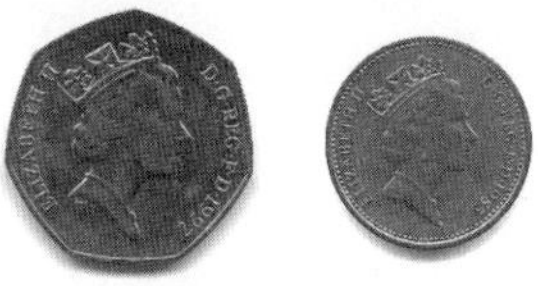

図3-4　1ペニー（右）と50ペンスコイン（左）

この実験結果で興味深いのは、左ききの成績が右ききの成績よりも優れたという事実であった。ここで、マーティンらはコインに印されている女王の肖像の向きに注目した。一ペニーコインも五〇ペンスコインも同じ肖像が用いられており、顔は右を向いている。顔の向きが記憶の正確さに関連するのかもしれないと考えた彼女は、日常頻繁に遭遇する事物である道路標識でさらに検討を加えた。

図3－5右はイギリスで使用されている道路標識で、工事中の標識では人物は左向きであるのに対して、歩行者横断の標識の人物は通貨と同じく

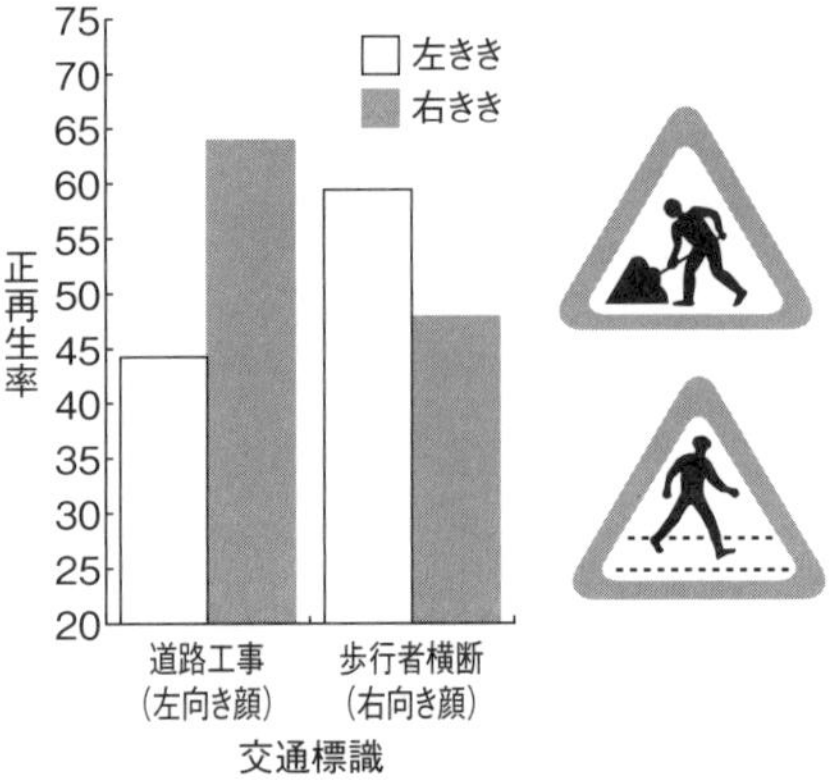

図 3-5　交通標識の記憶ときき手

右向きなのである。

この記憶実験での結果は図3－5左のとおりである。オックスフォード大学を始めとするイギリスの有名大学生で左ききの学生（一九八名）は、右向きの人物である歩行者横断標識を、右ききの学生（三一七名）は左向きの人物である道路工事標識を、より正確に記憶していたのである。

マーティンらはさらに、このような記憶成績に左右の方向性の要因が含まれる場合のきき手による違いが、人物像の記憶にとどまらないことを彗星の実験で立証した。

日本ではそれほど話題にのぼった記憶はないが、一九九七年の三月末にヨーロッパではヘール・ボップ彗星が夜空に見え、大きな話題となったようである。ハレー彗星以降、肉眼で見える何百年に一度出現する彗星は、二名の発見者ヘールとボップにちなんだものである。当時のメディアには頻繁に登場したので、この彗星を大学生は何度も目にし、非常に親近性の高いものであった。実際七二％の学生がこの彗星のことを知っていた。マーティンらはこの彗星の進行方向を半年後に思い出させる実験を行ったのである。分析対象者は、この彗星のことを見聞きしたことのある左きき一八二名と右きき一七九名であった。

彗星の方向を四五度段階で描画再生させた結果、右ききは左ききよりも正確に左方向に流れる(ほうきの先端は右)と再生できた。もちろん、彗星への親近性や知識にきき手間での差異はなかった。図3-6はその結果を私がまとめたものである。彗星は左方向へ流れるというのが正解なので、右ききは正しく記憶再生できているが、左ききは右方向へという間違った再生をしている割合が高いことを示している。マーティンらは方向性をもつ記憶材料の場合に、右ききは左から右へという手の運動動作の方向性、左ききは右から左へという手の運動動作の方向性が、人物像や標識、あるいは彗星のような無生物での記憶再生に影響し、記憶の正確さのきき手による違いの原因と考えている。

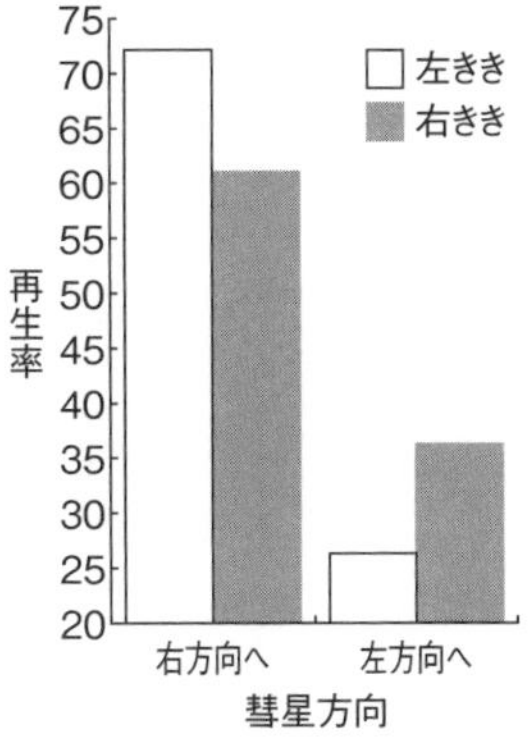

図3-6　彗星の方向ときき手

最近の脳画像研究では、実際に運動を生じさせなくても想像するだけで脳活性化は同じように生じることがレビスらにより報告されている。左ききは片手で使うハンマーの音を耳にするだけで、左手の運動につながる右脳に活性化が生じ、右ききは右手の運動を生じる左脳に活性化が見られたのである。したがって、視空間的な記憶を再生する際には同時にイメージが喚起され、その喚起イメージにはきき手による違いがあるため、記憶成績に差異をもたらされると考えられる。

これらの実験結果は、日常生活で頻繁に出会ってしっかりとした記憶があるはずなのに、思いのほかその記憶は間違っていることが多いことを示すだけでなく、その間違い方にきき手で差異があることを示している。古い記憶を引き出す際に、きき手によってその間違い方に違いがあることは、目撃者の証言などの場合にも考慮しなければならないことである。

第4章　きき手の決め方

きき手についての記述は、古代の書物にもあることが報告されている。左ききと分類されて不利益をこうむらないように、書字動作など少数の片手動作を訓練で変更することが行われたはずである。そのころに左ききとされた人は、書字、食事が左手であることを基準に決められた。

しかしながら、これらの限られた片手動作からのきき手の判定は、きき手についての科学的な検討が行われるようになると、満足のいく判定ではないことが明らかとなってきた。また、きき手と発達上の問題や脳のはたらきの違いとの関連など、さまざまな関連事項を比較検討する必要が生じ始めると、科学的な手続き、つまり信頼性や妥当性を検証した、心理学でいう標準化手続きを経たきき手検査が必要となるのは、事の成り行きとしては自然である。

一九三〇年代からの科学的なきき手研究の歴史には幾度かのピークがあり、標準化されたきき手尺度は一九七〇年ごろのピークで誕生したものである。それまでに行われた、きき手についての異文化比較や左ききの特徴などについての研究結果は、じつは厳密性を欠く側面を内包していたことになる。そこで本章では、どのようにきき手傾向とその強さを決めるのがよいのか、などについての話題を紹介する。

きき手を質問紙検査で決める

私がきき手のことを調べるようになったきっかけは、ラテラリティ研究に接したことである。これは左右の大脳半球を底部でつないでいる交連線維（おもに脳梁）を切断したてんかん患者の研究から生まれた、左右の大脳半球のはたらきの違いを検討する研究である。

この研究は、当時カリフォルニア工科大学にいたロジャー・スペリーが中心になって行ったもので、左脳の前頭下部に損傷があると言語機能を失うことを見いだしたポール・ブローカ以降信じられてきた、「左脳が言語脳である」という常識の修正を余儀なくさせるさまざまな発見をもたらすことにつながり、彼はノーベル医学生理学賞を一九八一年に受賞した。

私の指導教官であった平野俊二先生が、スペリーと同じ建物に研究室のあったオールズのところに留学された縁で、おみやげにスペリーの論文の別刷りや草稿を譲り受けることができたのである。幸運にも早い時期にスペリーの研究に接する機会を得たことになる。大学院生だった私はラットを使って左右の脳に別の記憶痕跡をつくる実験などをしていたが、急に動物実験の設備のない大学に職を得ることになった。それを境に、健常成人で視覚のラテラリティを研究することにした。必然的に欧米の学術雑誌に掲載されるラテラリティ研究を読むことになったが、それらにはどれも標準化された検査で判定した被験者のきき手が必ず記載されていた。

当初は実験に参加してくれた人に「きき手はどちらの手ですか？」と聞けば済むことだと考え

ていたのだが、そんな単純なことではなかった。

欧米では、一九七〇年にエディンバラ大学でつくられたきき手検査が標準化された検査として使用され、同様な検査を使用しないと研究論文として相手にされないことがわかった。ただ、エディンバラきき手テストの項目には、日本人の生活様式からは如何なものかというものが含まれている。ところがわが国には標準化されたきき手検査は見あたらない。標準化とは、心理学でのテスト理論に準拠して信頼性や妥当性が検証してあることで、「ものさし」として科学的に信用できることを意味している。そこで、急いで作成したのが後述する「H・N・きき手テスト」である。

結果的に、この検査を作成したことが今日まできき手研究に携わる端緒となった。類似のことを取り上げる研究者が少なかったこともあり、後年になって専門書をまとめることにもつながったのである。きき手について真正面から取り組もうと意気込んだわけでもないのに、その後きき手に関連した研究を続け、今日に至ることになった。振り返れば不思議な思いがしてくる。

さて、本題に戻ろう。きき手はどのようにして決めるのかである。本人に自己申告させればよいではないかといいたくなるが、自己申告のきき手は、たとえば箸をもつ手や鉛筆をもつ手というように、その人が想定する片手での動作が均一ではないという問題がある。それでは想定する片手動作が均一になるようにすればよいということになるが、では、どのような動作に判別力があるかが新たな問題となる。つまり、たとえば日本人に箸をもつ手を聞いても、大部分の人間が

表4-1　エディンバラきき手テスト

1)	文字を書く
2)	ボールを投げる
3)	ハサミを使う
4)	歯ブラシを使う
5)	絵を描く
6)	マッチをする
7)	箒を持つとき上になる
8)	フォークを持たないときにナイフを持つ
9)	箱の蓋を開ける
10)	スプーンを持つ

右手というような動作では、判別力はないことになる。また、痒いところを掻くというような動作では痒い場所で使われる手が変わるというように一貫性がないのも困る。

そこで、たくさんの片手動作を集めて大勢の人間に使用手を聞いて、頻度分布の形から判別力のある項目を選抜するということが行われる。そして、選抜した項目への回答は何度聞いても同じかという信頼性や実際の動作と対応しているか、実際の動作での作業量と対応するかという妥当性が検討されるのである。

このような、標準化と呼ばれる手続きを経てきき手検査は作成されるが、この手続きを経てつくられた最初のものが前述した「エディンバラきき手テスト」なのである。このテストは、エディンバラ大学心理学教室の教授であったオールドフィールドが一一〇九名の大学生を対象に、二〇項目の中から表4－1の一〇項目を選抜し作成したものである。研究者がそれぞれ自分のところで開発したものを用いる傾向が強い中で、このきき手テストは現在でも世界的にもっとも広範に用いられているテストといえよう。

このテストの判定基準は、各項目について、決して他方の手を使うことがない場合は「＋＋」、ほとんど使うという場合は「＋」を記入し、次の数式でラテラリティ係数（ＬＱ）を算出する。

$$LQ=\{(右手の＋の数)-(左手の＋の数)\}\div\{(右手の＋の数)+(左手の＋の数)\}\times 100$$

このＬＱがマイナスの場合は左きき、プラスの場合は右ききと判定されるのである。なお、この検査を作成したオールドフィールドのイギリス人を対象としたデータでは、左ききは男子が一〇・〇％、女子が五・九二％であり、性差が認められたということである。また、イギリス人全体としての左ききの割合は、七・四％であった。

文化的な背景を考えると、これらの項目は日本人には必ずしも適当と思えなかったために、私たちも同じ標準化手続きで日本人用のきき手検査項目を選ぶことにした。一一〇〇名の成人を対象に五二種の片手動作から計量心理学的手法によって作成し、改訂版エディンバラきき手テストに倣って一〇項目とした。それが表４－２に示した「Ｈ・Ｎ・きき手テスト」である。

このテストでの判定基準は、左手はマイナス一点、どちらでもないは〇点、右手はプラス一点を配点し、合計がマイナス四点以下は左きき、プラス八点以上は右きき、それ以外は両手ききとするものである。

表 4-2　H.N. きき手テスト検査項目

1）消しゴムはどちらの手に持って消しますか？
2）マッチをするのに軸はどちらの手に持ちますか？
3）ハサミはどちらの手に持って使いますか？
4）押しピンはどちらの手に持って押しますか？
5）果物の皮をむくときナイフはどちらの手に持ちますか？
6）ネジまわしはどちらの手に持って使いますか？
7）クギを打つときカナヅチはどちらの手に持ちますか？
8）カミソリ、または口紅はどちらの手に持って使いますか？
9）歯をみがくとき歯ブラシはどちらの手に持って使いますか？
10）ボールを投げるのはどちらの手ですか？

最近、エディンバラきき手テストとH．N．きき手テストの両方を同一人に実施してその相関（確率変数の間の類似性の度合いを表す。－1〜＋1の間の変数値をとり、1に近いとき正の相関があり類似性が高くなる）を検討したが、相関係数は〇・八八であった。相関係数としてはかなり高いものであるが、ほぼ同じという数値ではないわけで、文化に則した動作項目から構成される検査が適当なのだと強弁しておこう。

作業成績できき手を決める

きき手については、①片手で運動動作を行う際に好んで使用する側の手、という考え方と、②左右の手で運動動作を比べたときに速くできる、上手にできるような、動作遂行成績が優れる側の手という考え方がある。この二種類の定義、つまり偏好側と運動遂行優位側が一致していれば問題はないのだが、どの動作でも一致しているわけではない。

実際に、いろいろな研究者がさまざまな作業課題で作業偏好手と作業優位手との関係を検討している。表4－3はその集計であるが、平均すると七割程度の一致しかないことがわかる。一般には、作業偏好手は右端が高く、真ん中は少ないが左端に少しの山ができるJ文字に似た二項型の分布となり、作業優位性は正規型の分布になるとされる。

表4－3からわかるように、作業の種類によっては一致度が高いものと低いものがある。そこ

で研究者は、きき手の偏好の程度と動作遂行成績とが一致する運動動作を探す試みを行ってきた。一致する動作であれば、偏好側か遂行優位側かという論議は無用となるからである。

イギリスのアネットは、これには木製ピンの移動（ペグボード）課題が一番よいとしている。これは、一方の板の穴に突き刺してある一〇本のタバコ大のピンを別の板の穴に移して差し入れるという課題で、その作業の速さを測定し、右手での遂行成績と左手での成績とを比べるものである。彼女は、左右手間の差を五歳から一五歳の児童と大学生についてまとめると、正規分布することを明らかにしている。

表 4-3　作業偏好手と作業優位手との関係

作業課題	一致度(%)
握力	59
作業の安全性	85
微小物の操作	74
タッピング速度	80
投擲の正確度	60
切断の正確度	78
追跡運動の正確度	71
回転の速度	80

また、彼女は三歳半から一五歳までの九九名の男子と一二〇名の女子にピン移動課題ときき手テストと語彙テストを実施した。その結果、描画やボール投げなどの七種の動作を測定することで判定したきき手の程度とピン移動課題での左右手成績が、ほぼ完全な相関を示す一次関数になることを明らかにした。彼女はさらにピン移動課題以外に適当な動作テストがないかと検討を加え、枠の中に鉛筆で印をつける課題や線分を結ぶ課題、穴開け課題などがきき手と動作能力との関係を検討するのに適していると述べている。

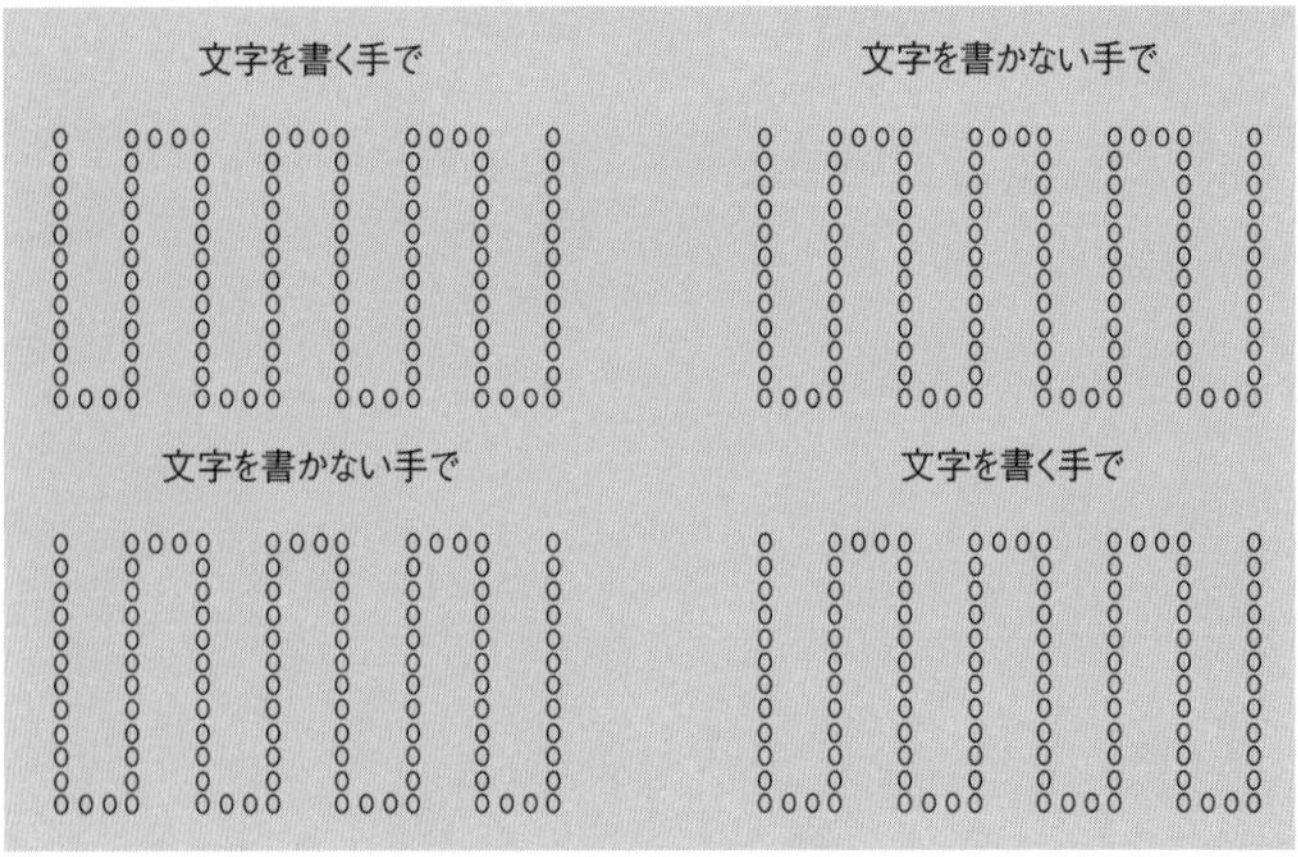

図 4-1　塗りつぶし課題
次つぎにサークルを鉛筆で塗りつぶしていく。Tapley & Bryden, 1985 を参考に作成。

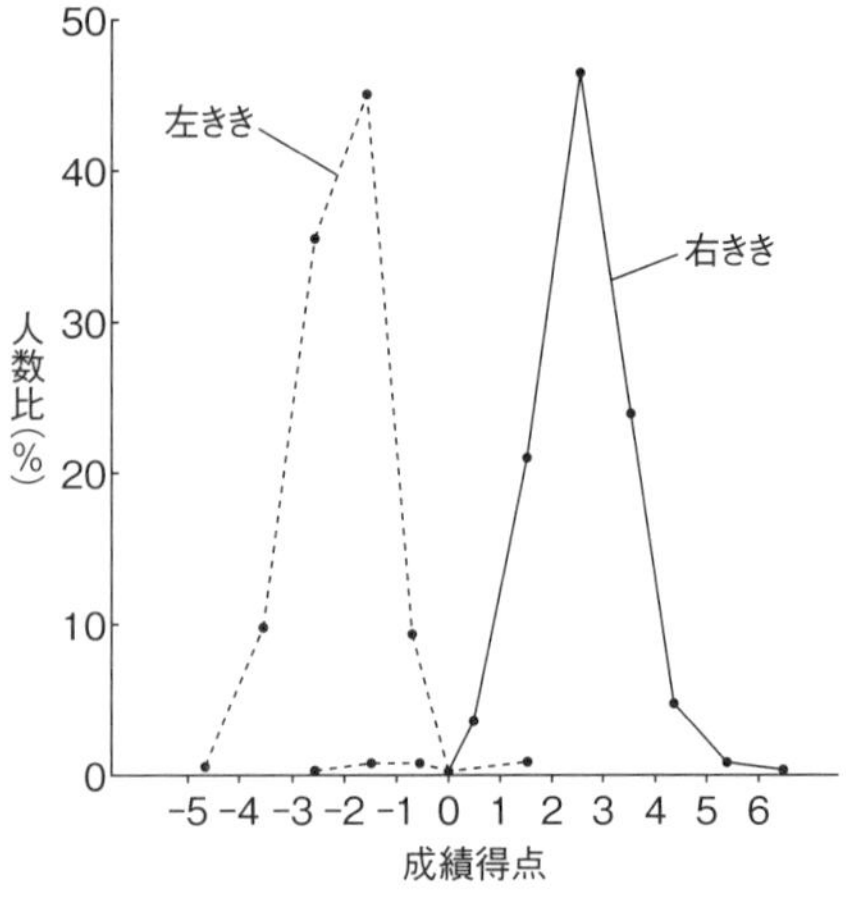

図 4-2　塗りつぶし課題での右ききと左ききの成績分布
きき手によりはっきりと分離する。Tapley & Bryden, 1985 を参考に作成。

これに対して、カナダのブライデンのグループは、もっと簡単で道具のいらない運動動作として塗りつぶし課題をあげている。これは、図4－1に示すようなサークルの系列を、できるだけ速く塗りつぶしていくというものである。二〇秒間にどれだけのサークルが塗りつぶせるかを左右手間で比べるのである。質問紙で測定したきき手（偏好手）と、この運動動作の結果に基づくきき手の程度との一致度は高かったとしている。ちなみに、この塗りつぶし課題での結果をきき手別に表すと図4－2のようになり、きれいに分離することがわかる。

アネットのピン移動課題とブライデンの塗りつぶし課題の遂行成績を比較し、検証したのがカートらの研究である。この研究の被験者は二歳から六歳の幼児七六五名で、ピン移動課題の左右手での成績は正規分布するが、塗りつぶし課題の成績は必ずしも正規分布せず、成績の分布の仕方は年齢によって異なってくることを明らかにしている。つまり、作業成績できき手を決めるのであれば、ピンの移動課題が優れるということになるが、研究者の間で正規分布する、しないの乖離があるのは、作業成績できき手を決めるという簡単そうな課題が、なかなかやっかいであることを示している。

新しいきき手判別検査

きき手をどのようにして決めるかについて、最近になってコンピュータを用いた新しい検査方法が提唱されている。質問紙によるきき手の判別では、両手ききや左ききの詳細な記述には不十分なところがあり、新しい検査が必要というのである。

近年精神科領域の研究者の間で、きき手と精神医学的問題との関係が注目を浴びているので、今まで以上に精度の高いきき手の判別が必要というわけである。自閉症患者や統合失調症患者のラテラリティの様相が健常成人のそれとは異なるという指摘が、一九九〇年ごろから増加していることが背景にありそうである。

一九七〇年代の終わりごろに、アメリカのフローフェンリーやグリュゼリアーらがラテラリティ研究の方法論を用いて、統合失調症患者の左半球機能不全モデルを提唱していた。これに対してイギリスのダイモンドらが統合失調症は左右脳機能の統合不全がもたらすとするモデルを、一九七八年にロンドンで開催された小さな学会で発表した。その学会ではそれぞれが一斉に否定的コメントを浴びているのを私は目撃した。当時は統合失調症を脳の器質・機能的障害とする考え方に否定的な研究者が多かったのである。

しかしその後、統合失調症と脳の器質的・機能的問題を検討する領域が着実に展開されている。早逝したダイモンドは私の留学先の指導者であったが、その物腰の優しさとは似つかわしくないエネルギッシュな研究の進め方には学ぶところが多く、さらにはその先見性に格別な感慨がある。

私の懐古的な感慨はさておいて、コンピュータを用いてどのようにきき手を判別するのか、そ

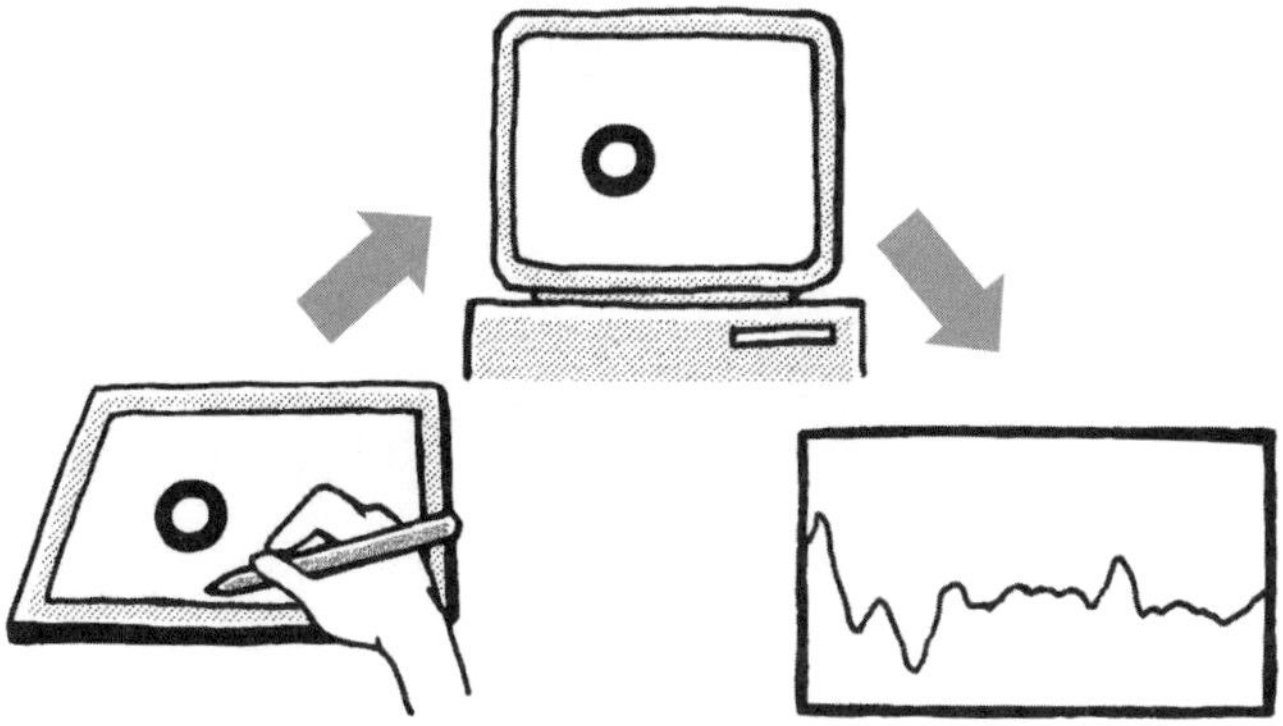

図 4-3　実験に用いられた手の運動測定装置
Henkel, et al., 2001 を参考に作成。

の中身に話題を移そう。これはひと言でいえば、タブレット型のパソコン画面に円を描かせてその動作を解析するというものである。図4－3に示すようなもので、ドイツのヘンケルらが開発している。

　被験者は、机上に置かれたタブレット型のパソコン画面に付属のボールペンで三〇秒間、できるだけ速く指定された場所に円を描き続けることを求められる。左手と右手でそれぞれ三〇秒ずつ同心円を描くだけである。このような左右手の動作軌跡は、①平均運動頻度（Hz）、②平均運動振幅（㎜）、③平均速度変動、④描画方向の変動の四つの指標で分析される。つまり、左右手の描画動作の速さやばらつきなどを比較する解析が行われ、その結果を図4－3に示すような曲線で描けるようにプログラムされている。

　この新検査を受けた被験者には、質問紙検査としてエディンバラきき手テストも実施された。両者の結果の一致度が高ければ、質問紙検査できき手の判別は十

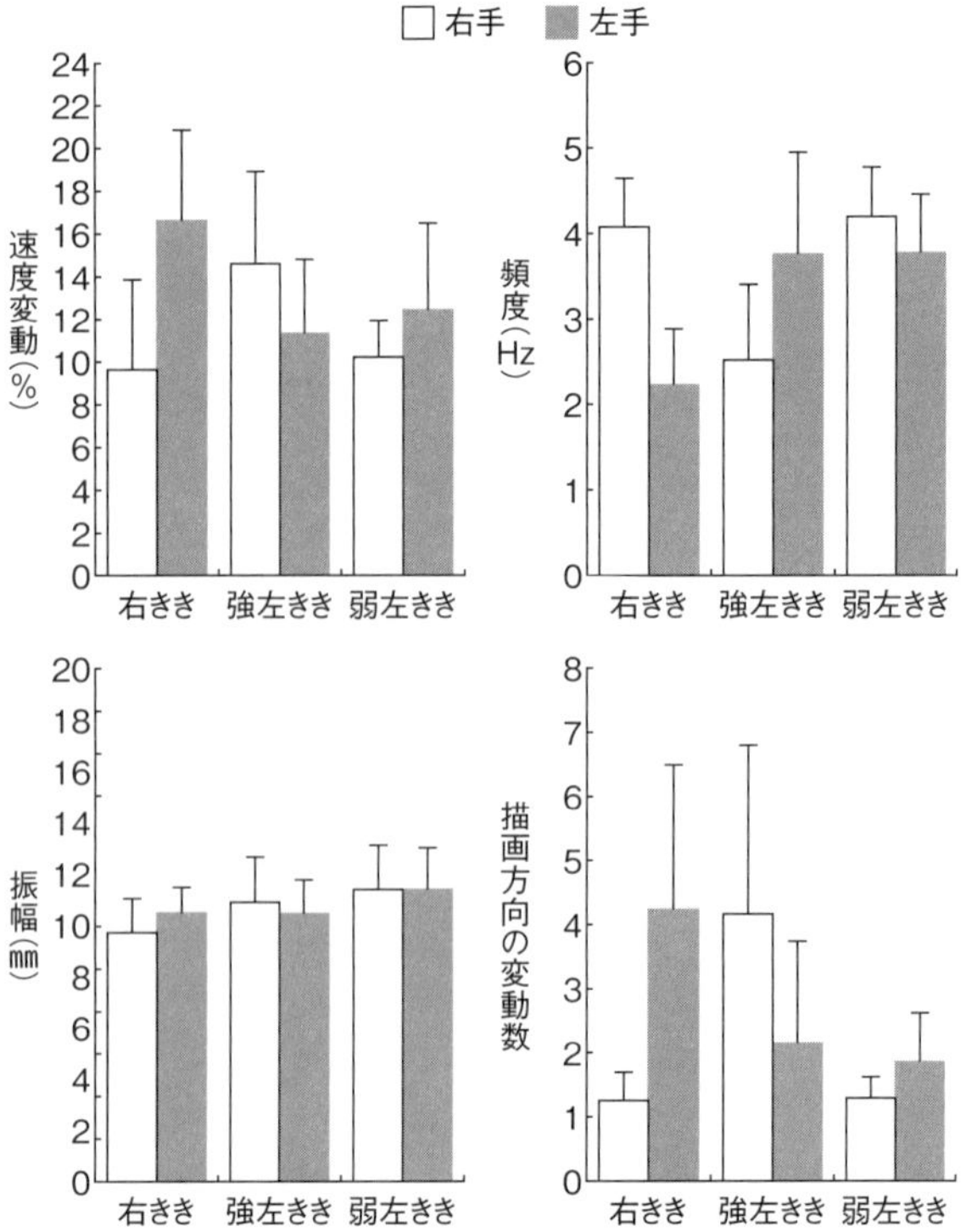

図 4-4　きき手と運動機能との関係

Henkel, et al, 2001 を参考に作成。

分であり、わざわざコンピュータを用いるまでもないということになる。彼らは、エディンバラきき手テストで判別した右きき群と左きき群と、コンピュータによる新検査結果との一致度を検討した。

その結果、右きき群についての筋運動測定での結果は小さなまとまりとなり、両方の検査での判別について大差はなかったが、左きき群では筋運動測定での結果はかなりのばらつきを示すものとなった。これは、エディンバラきき手テストで左ききと判別された被験者の筋運動測定による結果は分散が大きいことを示している。

そこで、エディンバラきき手テストで、強右きき群（すべての項目を右きき使用）、弱左きき群（書字や描画などは右手使用）、強左きき群（すべての項目を左きき使用）の三群に分けて検討すると図4－4のような結果が得られた。前述した四つの指標のうち①平均運動頻度、③平均速度変動、④描画方向の変動において二種の左きき群では有意な違いがあるというのである。

これらの結果は、質問紙検査で左ききと判定された人は筋運動系の測定による検査では均一ではないことを示している。つまり、右ききでない人ではその左右手運動機能はバラツキが大きいことを示している。きき手と精神医学的問題との関係の検討において、とくに左ききを対象にする際には、新検査で下位グループの存在を考慮すべきということになろう。

このような指摘は、左ききの成因モデルに多様性があるという点からも了解可能なことではある。

第5章　なぜ右ききが多いのか――きき手成立のメカニズム

本章は、「ヒトはなぜ右ききが多いのか」の問い、逆の表現をすれば、「なぜ左ききや右ききでないヒトが生まれるのか」の問いに直接答えを提示するのが目的である。とはいっても、現時点では「これが回答です」と一つモデルを提示する段階にはない。おそらく、この問いに対する回答は複数考えられそうだというのが私の考えである。

きき手（handedness）の用語が科学的な話題として取り上げられ始めたのは、一九世紀に入ってからである。自然科学の急速な勃興と、その背景にある方法論への信頼が「きき手」という現象への科学的解明に乗り出すことを可能にしたが、未だそれは完全には果たされておらず、その途上にある。しかしながら、一時は想定された素朴な遺伝理論や内臓器官の左右側の偏在が原因とするモデルは否定され、新たな説明モデルが提唱されるという具合に、きき手研究は科学的な道のりを着実にたどっている。

きき手の成立メカニズムを検討した多くが、左ききが示すさまざまな特徴の説明に焦点が向けられているために、すべての特徴を説明可能にできるものは、未だない。ワンフレーズで解を提示すべしというような、最近流行の短兵急《たんぺいきゅう》に単純解を求めるやり方はいったん棚上げし、それぞれの説明モデルの長所や短所を吟味してほしい。問題点が明らかになるとそのモデルの修正を検討するという具合に、きき手研究は進行するはずである。科学的な手続きや思考の面倒臭さを楽しんでいただければと思う。

きき手は遺伝する？——対立形質遺伝子モデル

なぜ左ききが生まれるのだろうか。左ききが生まれるメカニズムの理解は、きき手を変えることの可否に強い根拠を与えることになろう。かつては、肝臓が右側、肺も三葉が右側にあるというように、体内の臓器が右側に偏っているので、上半身はやや左に曲げざるをえず、その結果右手が使いやすいので右ききが生まれた、と説明された時期もある。しかし、左ききの内臓が右きと配置が違うわけではないので、今日もはやこのような考え方が主張されることはない。

かつて、メンデルの古典的遺伝モデルがきき手研究にあてはめられ、右きき遺伝子Rと左きき遺伝子1があり、左きき遺伝子は劣性遺伝子であるとする考え方が主張された。この遺伝子モデルによればRR、R1、1Rが右ききとなり、11のみが左ききとなるので、左ききは二五%の割合でなければならない。しかし、実際に調査されたさまざまな研究報告で左ききの割合が二五%というようなものはなく、スコットランド人の一四・〇%としている報告が一番多い割合を示すものである。また、このような単純な遺伝子モデルでは11同士の、つまり左ききの両親からの子どもは半分以上が左ききでなければならないが、そのような報告も見あたらない。したがって、左ききと右ききの分布を適切に説明できる古典的遺伝子モデルに代わる新しいモデルが提唱される必要があった。このような背景から、一九八〇年代に入って提唱されたのが「対立形質遺伝子モデル」である。

イギリスのアネットがその主張の代表的な旗頭である。彼女によれば、きき手は遺伝子により決まるとしており、RS＋とRS－と名付けた対立形質の遺伝子を想定している。この遺伝子はきき手そのものについてではなく、言語が左脳に局在し、それに伴ってきき手が右手に移行するという性質の遺伝子なのである。左脳言語・右ききが優性遺伝子で、＋と－の記号はその右移行形質の有無を指している。

このモデルに従えば、RS＋＋、RS＋－、RS－＋、RS－－の四パターンが生まれることになる。RS＋は優性遺伝子なので、RS＋＋、RS＋－、RS－＋の三パターンの人はすべてが右ききとなる。しかし、RS－－は左脳言語という形質をもたないので右ききとはなれず、きき手は決まらないことになる。彼女はこのパターンの人は環境の条件により左脳、または右脳に言語機能が偶然に分かれるとしている。したがって、このパターンの半数は右ききに、半数は左ききになるという。イギリスにおける人口の一二～一三％が左ききであるという調査と、彼女のモデルから推測される一二・五％の左ききの割合はぴったり整合するとアネットは主張している。

彼女のモデルが評価された理由は、左ききの出現率の整合性だけではない。一連の研究の中で、彼女はRS－－の遺伝子をもつ子どもは言語機能に問題をもつ可能性が高いとし、読書障害児の成立メカニズムに言及した。また、RS＋＋の遺伝子をもつ子どもは強い右ききのために左脳の影響が強すぎて右半球が十分に発育できないことから、空間的能力に劣り、数学が苦手とか運動技能が優れないなどが起こりうると指摘し、さらにそれらを裏付ける資料を次つぎと報告している点にある。

　同じような遺伝子モデルをイギリスのマクマナスも提唱している。きき手と言語脳は独立とみなす点と優性遺伝子／劣性遺伝子を考えない点がアネットのモデルとは異なっている。彼は遺伝形質Ｄと遺伝形質Ｃとを想定する。遺伝形質Ｄは右ききと左脳言語を担う遺伝子であるが、遺伝形質Ｃはラテラリティを偶然が決めるものと考える。このモデルによればＤＤの人は四分の一であり常に右ききであり左脳言語である。ＣＣの人は四分の一で、半分が左ききで半分が右ききとなり、四分の二がＤＣの遺伝子をもつことになる。ＣＣの場合、きき手と言語機能を担う脳が偶然に決まる計算過程は省略するがこの遺伝子モデルから、右ききで左脳言語は六四分の三八、右ききで右脳言語は六四分の一〇、左ききで左脳言語は六四分の一〇、左ききで右脳言語は六四分の四と推定できる〔計算の詳細は八田（1996）を参照〕。ただこの計算結果は、左ききの出現率や右脳言語の比率の推定率について、実際の出現比率と必ずしも近似しているわけではない。

　ラランドの新しい遺伝子モデルは、基本的にはマクマナスの遺伝子モデルを基礎にして遺伝と環境の両方の影響を取り入れるところに特徴がある。彼は、個人のきき手はＤまたはＣの遺伝子型と両親の表現型との関数であるとする。つまり、遺伝子だけが規定するのではなく、発達初期のアクシデントや両親、あるいは周囲の年長者などの環境が作用するため、遺伝子型が表現型となるかどうかは簡単には決まらないというものである。

　これらの遺伝子モデルにおける左きき発現メカニズムの科学的な妥当性はさておくとして、どの遺伝子モデルであっても、子どものきき手を変えることは望ましくないとすることが容易に判断できよう。左ききとなるはずの遺伝子をもつ場合、左手が動作の速度や巧緻性、持久性などで右手よりも優れるべく脳はプログラムされているわけであり、右ききへの変更は一流の仕事ができる潜在能力をもつ左手をあえて使用せずに、わざわざ潜在能力で劣る右手の使用を強いることになる。十分に子どもの能力を発揮させたいと考えるのが普通の親心とすれば、きき手を変えようとするのは間違っているといわざるを得まい。あえて能力の劣る側の手を使うようにし向けられていながら、望ましい結果が出ないことを親に云々されるのは、子どもにとっても面白いはずがない。

脳損傷の影響？——左きき脳病理原因説

左きき出現の仕組みを脳病理との関係に着目してザッツが提唱したのは、一九七二年のことである。後述するベーカンの出産ストレスモデルはこのザッツのモデルとよく似ており、脳病理の原因をもっぱら出産に限定したものである。もっとも、遺伝子が規定して左ききになる自然なタイプと、神経系や筋運動系のなんらかの病理学的原因により、本来は右ききになるはずなのに左手を使うようになった二種類のタイプがあると指摘したのは、半世紀前のゴードンである。

ザッツは臨床場面で接する左ききからモデルを発展させている。彼は、左ききが右ききの割合よりも二倍以上である一群が存在することに着目した。その一群の特徴は、乳幼児期に左脳が損傷したことが明らかである、左脳損傷の後遺症と推定可能な、右手の形成不全や機能不全がある、言語能力から推定して視空間能力が著しく劣る、家族に左ききがないにも関わらず左ききである、などであった。

ザッツの説明モデルは、遺伝ではなく胎児期および出産時の後天的な環境の影響を想定する。このモデルでは、胎児は胎児期や出産時に脳が損傷する可能性があり、その際に左右それぞれの手の運動をつかさどる脳部位に損傷を受け、そのために逆の手の運動をつかさどる脳部位が優位に機能するようになるとする。つまり、右ききになるはずの胎児の左脳になんらかの損傷が生じたときには、右脳に依存するようになるために左手がもっぱら使われるようになる。逆に、左ききになるはずの胎児の右脳に損傷が生じると左脳に依存する傾向が強まり、右手がもっぱら使われるようになるとする。このような脳損傷は多くの場合は軽微であり、左脳でも右脳でも同じ確率で生じると想定できる。すると、もともと右ききの割合が多いので脳の損傷で左手が機能を肩代わりするケースが多くなると考えるのである。したがって、必然的に右ききよりも左ききにさまざまな問題行動を内包することが多くなる。図5－1はこのことを説明するものである。

いうまでもなく、この説明モデルはきき手の出現率を説明することが目的ではない。むしろ臨床心理学的な問題をもつ対象児に、なぜ左ききが多いのかを説明するためのものであり、左きき

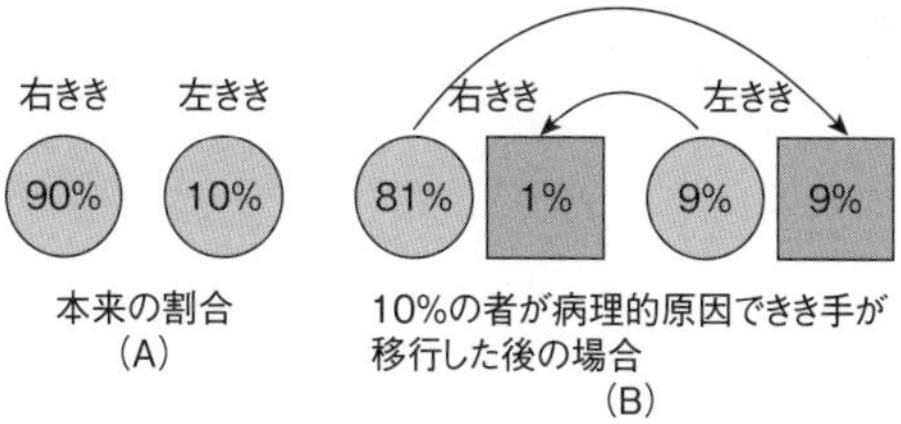

図 5-1　ザッツの左きき出現モデル

◎の中の数字は健常者を、■の中の数字は脳損傷などの病理的原因をもつ者の割合を示す。Satz, 1972 を参考に作成。

は遺伝的にプログラムされたもの以外の原因をもつ場合があることを主張している。

別な観点からいうと、ザッツのモデルの特徴は左ききのごく限られた割合しか脳病理を含まないと見なせる点にある。つまり、左きき全体が遺伝や生育環境になにか問題をはらんでいると考えるのは間違いであることを指摘している。また、ザッツのモデルの別な特徴は、脳性麻痺や側頭葉てんかん患者に左きき率が高いことを上手く説明できる点にもある。しかし、彼のモデルはホルモンや神経伝達物質の影響を含めていないために、免疫不全や神経発達学的障害と考えられる学習障害や斜視に、なぜ右ききより左ききが多いのかを説明できない弱点がある。

近年指摘されるようになったザッツのモデルの別な問題点に、左脳損傷者に左ききが多いという主張への疑問がある。聾や斜視の人の問題は耳や眼の末梢レベルであって、脳レベルでの特別な損傷のないグループで左ききの割合が多いという指摘や、脳性麻痺もなく身体運動系や知的レベルに問題がない未熟児であったグループの左ききの割合は五〇・〇％を超えるという指摘に対して、このモデルからは説明できないのである。また、知的障害や自閉症に左ききが多いという指摘は多いにも関わらず、その人たちに左脳の機能不全をうかがわせるような言語機能の問題や言語性知能に偏った問題は報告されていないことも、ザッツのモデルの限界を示す論拠とされている。

しかし、限界は指摘されるものの、このモデルは胎児期、とくに手指などの末梢器官が形成される時期に脳損傷が起きやすいと指摘しており、妊娠早期の母親の心的状態の不安定がこの時期の脳損傷に関連が深いことを指摘した点は示唆的であり、きき手研究への貢献は少なくない。その後のビショプの推定では、ザッツが想定した胎児期の脳損傷というメカニズムで生じる左ききは、左ききの母集団の中で五・〇％未満であろうとしている。

胎児期に左脳に損傷を生じたことが原因の左ききか、そうでない左ききかを生後に特定するのは不可能に思えるが、ザッツによれば、きき手を左右する脳損傷があったかどうかは、きき手でないほうの手の活動がどうかにより推察できるという。非きき手の動作が優れない場合には、その手と対応する側の脳に、おそらくは軽微な損傷が生じていた可能性が高いとしている。

左ききと細菌性髄膜炎——病理説への支持

病理説は胎生期・出産時および産褥期における脳の損傷を想定した考え方である。つまり、難産であったとかチアノーゼが見られたなどのトラブルで、脳損傷が生じる確率の高さを前提にしているが、実際にそうであったかを立証できるとは限らない。ところが、最近になってオランダで行われた組織的な研究が、左ききと脳の損傷との関係を新たに報告している。この研究では、乳幼児期での細菌性髄膜炎により脳に損傷を受けたことが明確に検証できた児童が対象となった。

細菌性髄膜炎は乳幼児期の主要な死亡原因の一つで、約五%が死亡し、一五%は聴覚障害、てんかん発作、運動障害、知的遅滞が生じるとされる。さらに二〇%が認知、学業、行動に軽度の問題を残すという恐ろしい病気である。すなわち乳幼児期に発症した細菌性髄膜炎は、罹患児の約半数の症例で脳の発達に大きな影響を及ぼすといえる。

細菌性髄膜炎は右脳でより多く発症することをボルらが報告している。このオランダの髄膜炎についての研究は、二一二四症例からなる大規模なもので、その中から五・一%にあたる斜頸や斜視など神経学的偏位の見られた一〇九症例について分析された結果の報告である。この研究では神経学的偏位にはラテラリティがあり、六八%が右偏位、三二%が左偏位であるという。神経学的機序から右偏位は右脳で、左偏位は左脳での髄膜炎の障害を示すため、髄膜炎は右脳に多く生じるという。したがって、左ききとなるべき子どもは脳の役割を変更して右ききになるので、脳に障害を残しがちな細菌性髄膜炎からの生存者は、右ききの中に多く含まれるようになる。これは、右ききになるべき子どもでは、左脳に髄膜炎を発症する割合が少ないためでもある。

右脳で発症し易い細菌性髄膜炎を患って生存した子どもには左ききが多い。これを髄膜炎による脳損傷が原因で、きき手が定着する前に右ききとなるべきところ左ききになったのだとすると、左ききの髄膜炎罹患者の脳機能は問題をはらむことが推論できる。このことを検証したのがオランダのラマダーニらの報告である。この報告は幼児期に罹患した細菌性髄膜炎の生存者の予後を検討するもので、五〜一〇歳の間に細菌性髄膜炎に罹患した子どもで日常生活上特段の障害を残していないと診断された六七四名のデータベースから、学業成績や親の家庭状況などの情報がそろっている一八二名を対象に詳細な検討を加えた。対象児の平均年齢は九・七歳で病気から平均して七・四年が経過していた。性別は男児が五七％とやや多く、平均して二・四歳のころに罹患している。

ラマダーニらは、きき手検査と聴覚検査、神経心理学的検査、神経学的ソフトサインのデータを解析した。神経心理学的検査は語彙、記憶、注意、図形模写、推論などの機能を評価する項目から構成されていた。神経学的ソフトサインとは微細な脳の障害を行動学的に検知するもので、つま先歩行、かかと歩行、指や腕での運動模倣、片足立ち、直線歩行などで構成される。また、細菌性髄膜炎の重症度は病理検査などから評価されたものが分析に用いられた。

その結果、全般に左ききの率が高いこと、細菌性髄膜炎の重症度で重度と軽度に分けて分析すると重度の場合の左ききの割合は右ききの六・二倍であること、学業上や行動上に問題を示す率は左ききが三倍高いこと、認知機能（注意、語彙、記憶）で左ききのほうが有意に成績が劣ること、運動速度や安定性で左ききは右ききよりも有意に劣ることが明らかにされている。すなわち、左ききは髄膜炎による影響を強く受け、運動機能や認知機能に問題を生じ易いとしたのである。

ここでの分析はロジスティク回帰分析という統計手法が用いられている。左ききと右ききを従属変数として認知検査や重症度などの変数の説明力を調べる手法である。コンピュータ用の統計パッケージが安価になったこともあり、近年大規模データの解析に貢献しているものであるが、出現率が何倍違うなど、数値で表現されると説得力を過信することもあるので気をつけなければいけない。すなわち、用いられる変数が論理的に妥当か、信頼性があるかなどを慎重に吟味しないと統計パッケージに振り回されることになる。たとえば、この研究で一八二名の対象児の一五・九%が左ききであったことから、一〇・〇%が左ききといわれるのに比べると有意に多いとしているが、一〇・〇%という数字はイギリスの成人の割合を示すものである。ここでは、オランダの同年齢の児童の左きき出現率との比較がなされるべきで、イギリスの成人での出現率を比較対象としていることには疑問が残る。

また、きき手の評価方法が同じでないことも問題であろう。対象児のきき手は左右手の運動速度と安定性から測定しているので、質問紙検査で採用する測定基準とは異なる点に注意が必要である。とりわけ、左右手の運動課題（タッピングと追従運動課題）をきき手から始めて次に非きき手で実施したと記載があり、最初の試行で優れた成績のほうをきき手としている。ちなみに追従運動課題とは、動いている面に描かれた枠から、はみ出ないように鉄筆で追跡していく課題のことである。このような方法には両側性転移という現象の存在が知られており、適切なものとはいいがたい。両側性転移現象とは、片側の手での運動学習は反対側の手での学習に影響を与えることを指す。つまり、最初に運動課題を行う側から次の試行を行う側の手に練習効果などの影響があり、本来の運動機能を計測できていないことになる。したがって、ボルらの研究が正しいのかについてはにわかに判断しがたいというところである。

ただ、平均二・四歳で髄膜炎に罹患して助かった子どもの認知機能や運動機能などが平均九・七歳時で優れないとする研究は、第6章で見る脳機能のラテラリティが二歳半ごろまでは等価で左右脳で差異がなく、ほぼ完全な可塑性を有するというレネバーグの考え方に対して否定的な資料であるといえる。

脳の外傷が原因？——出産トラブル説

ザッツとほぼ同時期に発表されているベーカンによる左きき出現メカニズムの考え方は、ザッツが胎児期の脳損傷によるとするものと類似しているが、それぞれ独自に提唱されたもので詳細に比べると相違点もある。相違しているのは、ベーカンはもっぱら出産にこだわったが、ザッツは胎児期に焦点を当てている点である。一方で共通しているのは、両者ともに基本的には右ききが普通であり、きき手はもっぱら遺伝的に規定されると想定している点である。さらにいえば、両者ともに左ききの神経学的な問題はほとんどが軽微であり、中枢神経系の発達可塑性という特性により脳は補償機能を発揮するため、成長したほとんどの左ききは神経学的な問題をもたないことを前提にしている。したがって、左ききのわずかな割合の部分についての説明というほうが正確である。そうでなければ、ジュリアス・シーザー、アレキサンダー大王、ダ・ヴィンチなどが歴史上で成就しえたことが、脳に損傷を抱える人間によるものとは考え難い。トルーマン、フォード、レーガン、クリントンなどの歴代アメリカ大統領職を、脳に傷のあった左ききが務めたというとアメリカ人からのブーイングが聞こえそうでもある。

ベーカンらは、出産時のトラブル（彼らは「出産ストレス」の語をあてている）から生じた脳外傷によって左ききが生じる仕組みを提唱した。具体的には酸素欠乏による脳損傷を考える。出産時の酸素欠乏は長い分娩時間、逆子、多胎出産、分娩時無呼吸などにより生じるとし、酸素欠乏は左脳の錐体路系に致命的な影響を与えるとしている。

人間の運動コントロールは錐体路系と錐体外路系からなり、錐体路系が随意運動をコントロールしている。錐体路系は大脳皮質の運動野の錐体細胞から中脳を下り脊髄にいたる経路である。錐体細胞群のニューロンの軸索が脊髄内で運動ニューロンと結合し、運動ニューロンの軸索が末梢の筋肉と連絡して、意図的な運動が生じるのである。ちなみに、この錐体路系は脳幹部分で八割が交差しているので、右脳の運動野は左側の上下肢、左脳の運動野は右側の上下肢の運動をコントロールする。したがって、酸素欠乏により左脳の錐体路系の機能に問題が生じると、右きき

表 5-1　双生児（一卵性および二卵性）の左きき出現率

研究者	報告された左きき率(%)
Gordon（1921）	12
Siemens（1924）	22
Lauterbach（1925）	11
Dahberg（1926）	11
Verschuer（1927）	15
Newman（1928）	12
Wilson & Jones（1932）	11
Stocks（1933）	10
Newman, Freeman, & Holziger（1937）	17
Rife（1939）	13
Carter-Satzman, et al.（1976）	19
Springer & Searlman（1980）	17
McManus（1980）	15

Porac & Corn , 1981を参考に作成。

であるべく生まれるはずの子どもは、きき手が曖昧な両手ききとなる確率が高くなり、ときには右脳の錐体路系の機能が代理して働くようになる左ききが生まれると想定するのである。

　ベーカンらは右脳よりも左脳のほうが酸素欠乏には脆弱なことを示す証拠がたくさんあるとしており、右脳は出産時に酸素欠乏が生じても損傷が生じにくいという理由から、もともと左ききとなるべく生まれるはずの子どもが、両手ききとなるとか右ききになる割合は少ないとしている。

　このような出産トラブル説は、そこから導かれる三つの仮説からその妥当性が検討されている。

　第一は多胎出産である。このような場合は出産時に脳外傷が生じ易く、左ききや両手ききは胎児が一人であった場合よりも多く出現するという仮説である。ベーカン自身は双生児には左きき出現率が高いというデータを提示しているが、必ずしもこれを支持するデータが多いとはいえない。表5－1はこれまでに報告された双生児での左きき率を示しているが、これらの研究が示す左ききの割合の平均は一四％と必ずしも顕著に高いとはいえない。

第二の仮説は出産順位である。初産のほうが経産婦よりも難産であることは知られている。また、四人目以降のお産も難産である確率が高いとしており、これはお産に要する時間や鉗子出産の割合、子どもの体重などから合理的に推論できるという。ベーカンらによれば出生順位により左ききの割合に違いがあるとしているが、これを支持するデータはあまり報告されていない。むしろ左ききの割合には統計的には母親の年齢との関連が強かったとしている。

第三の仮説は母親の出産時の年齢である。高齢出産では出産トラブルが多いことが想定できる。三〇歳以上の初産の場合には左ききは八％にすぎなかったが、非右ききが一七％もいたとベーカンは指摘する。大学生を対象にした調査では左ききの大学生の生まれたときの母親の平均年齢は三〇・一歳であるのに対して、右ききでは二八・四歳で統計学的には有意差があった。

ベーカンらが主張する出産トラブル説を、間接的にではあるが裏付ける資料もある。コレンらの研究によるもので、高齢出産になるほど出産時のストレスは高いと想定でき、左ききが生まれる率は高くなるというものである。それは、カナダの大学に入学した新入生二一八八名を対象にした質問票調査に基づいている。新入生に本人のきき手だけでなく、自分を生んだときの母親の年齢を聞き、それらの関係を示したのが図5－2である。この図の縦軸は母親が二九歳までに生

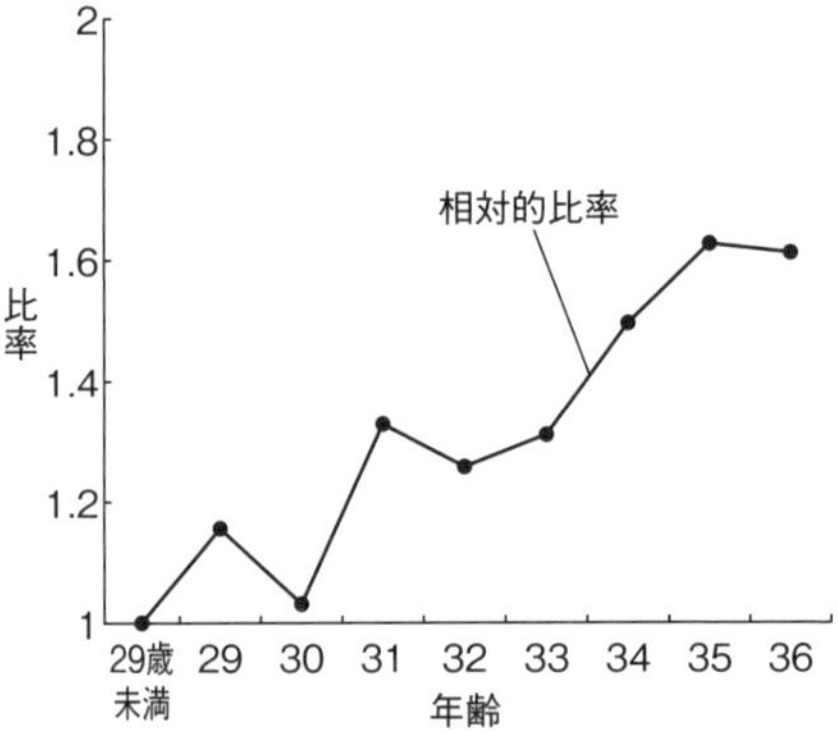

図５-２　出産年齢と左きき出現率

んだ学生の左ききの比率を一・〇として表したもので、二・〇であれば左ききは二倍の比率で多く生まれたことを示す。高齢になるほど左ききが生まれた率は高かったことを示している。この図を見る限り、確かに高齢出産ほど左ききの出現率が増している。

またコレンらは、出産ストレス仮説を検証する目的で約四〇〇〇家族を対象に調査用紙を配布した。そのうち一四一〇名から回答が得られ、出産時のトラブル（未熟児、長時間分娩、逆子、誕生時無呼吸、低体重、帝王切開、多胎出産、Rh血液型不適合、鉗子分娩）の有無ときき手やきき足の関連を分析した。その結果は図５－３のとおりで、男子のきき手でのみ統計的な有意差が見られるという結果となった。

しかし、別のオーストラリア人大学生を対象とした調査結果では、出産時に高いリスクを経験する初産、高齢出産、難産などの条件を比較しても、左ききと右ききの間で有意な差異は認められなかった。私が行った調査でも出産時の問題について質問した。出産時のトラブルとしてあげたのは、早産、吸引分娩、逆児、帝王切開、仮死出産の有無であった。その結果、右ききで八・二%、両手ききで一一・〇%、左ききで四・九%が出産時にトラブルがあったとするもので

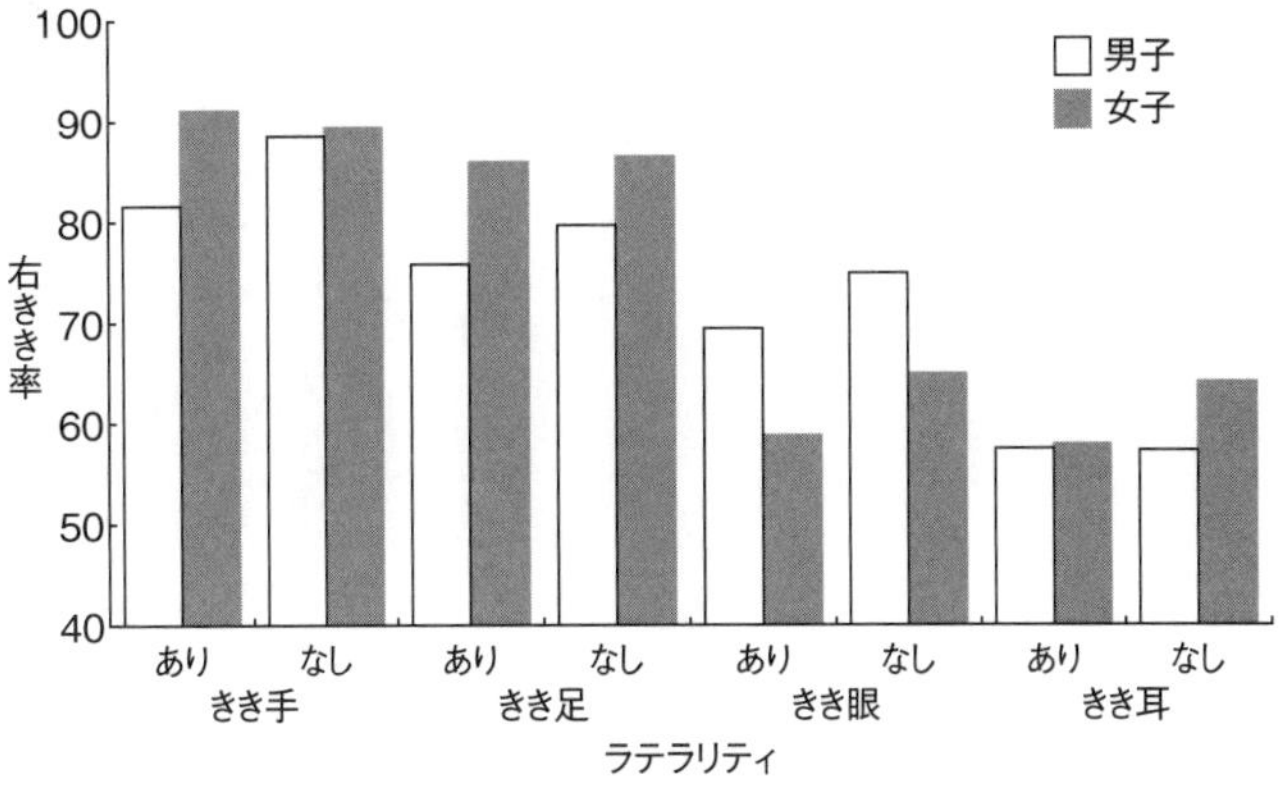

図5-3　出産ストレスとラテラリティ

あり、出産時のストレスが左ききの出現に関係するという考え方を支持するものではなかった。

これらベーカンの指摘する三つの仮説検証結果を総合的に判断すると、出産時において中枢神経系が損傷を受ける可能性は十分あるため、ベーカンが提唱するような理由での非右ききが存在する可能性は否定できない。ただ、非右ききの中に神経学的な問題をもつ下位集団が含まれることはあり得るが、その割合は乳幼児の脳の可塑性の大きさを考慮すると多くはなさそうである。出産時のトラブルはベーカンらがいうような脳の外科的な損傷以外に感染症の影響なども考えられるので、感染症が生じ易い季節の出産との関連も検証されれば、結論が変わる可能性もある。

男性ホルモンの影響？——脳内ホルモン説

最近のラテラリティ研究でもっとも影響力が大きく、かつ包括的な理論はゲシュヴィンドによるものであろう。この理論は、きき手研究に第三の波を呼び起こしたといっても過言ではなく、一九九〇年代に入ってきき手研究が急増した原因とみなせるものでもある。ちなみに、第一の波とは一九三〇年ごろのオートンやゲゼルによるきき手の発達研究であり、第二の波とは一九七〇年以降のラテラリティ研究をもとにした左ききの脳の特徴を探索する研究を指している。

この理論の提唱者であるゲシュヴィンドはボストン学派の中心的存在で、著名な神経学者であるために影響力があったこともあるが、彼の理論は生物学、医学、遺伝学、薬理学、生化学などの研究成果を駆使し、ラテラリティ研究の知見を整理しただけでなく、双生児やダウン症児、精神病などについて従来の考え方に再考を迫るものでもあった。そのために、神経心理学、神経学、神経科学の研究者に大きな関心を呼び起こすものとなったのである。

一九八二年ごろから公表され始めたこの理論は、一九八五年に出版された八三ページ（一ページ三段組である）もの長大な研究論文と編著書"Cerebral Dominance"にまとめられている。共同研究者としてビーハンとガラブルダの二人が加わっており、「ゲシュヴィンド・ビーハン・ガラブルダ理論」と呼ばれることもある。

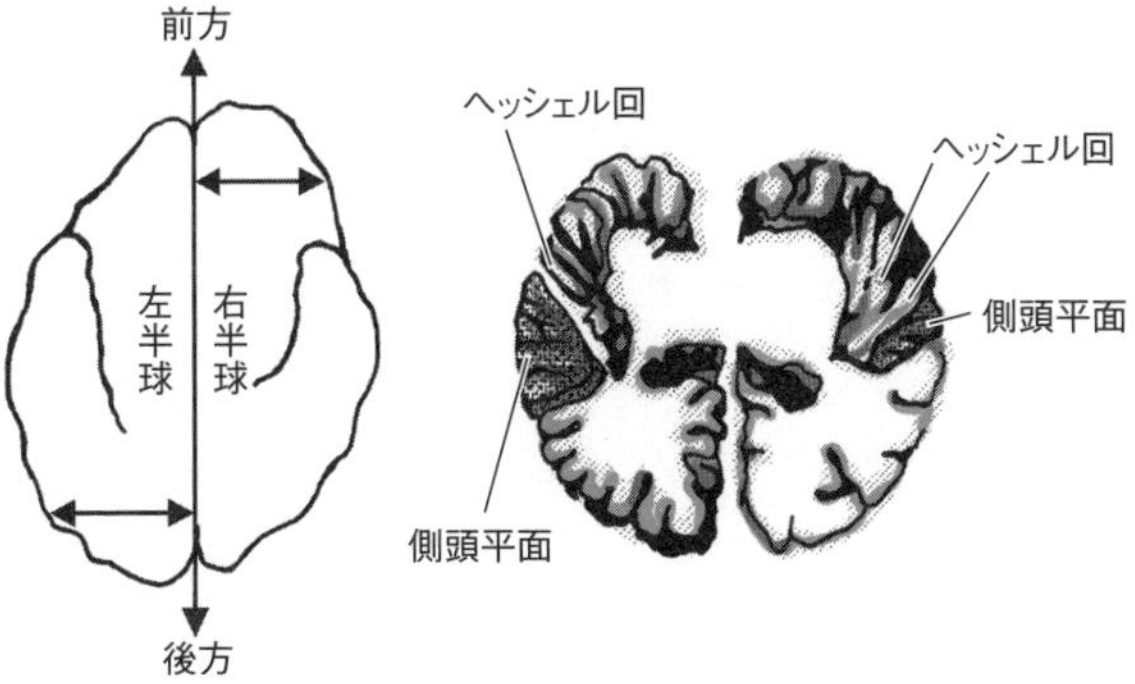

図 5-4　ヒトの脳の解剖学的非対称性

左：右半球は前方部が左半球よりも広いが、後方部では逆に狭くなっている。右：側頭平面は左半球のほうが右半球よりも広い面積を占める（Geschwind, 1972 を参考に作成）。

その骨子は、「胎児期の性ホルモンが左半球の発達を遅らせ、それが原因で大脳半球の機能はさまざまに変化する。そのために、言語の発達が遅れたり、免疫機能に障害を生じたりする」というものである。遺伝的要素を考慮しないわけではないが、彼の理論の核は性ホルモンの働きからきき手の発現や知的障害、発達障害を説明しようとする点である。ゲシュヴィンドは、解剖学的な違いが左右の脳にはないとするそれまでの常識を覆し、右ききの場合、言語に関連する脳部位である側頭平面の大きさが、右脳より左脳で大きいことを明らかにした。彼は、図5－4に示すように、基本的に脳の後方部は左脳のサイズが右脳よりも大きいことを指摘したが、性ホルモン分泌の影響でこのような標準的な発達が損なわれると主張する。

ゲシュヴィンド理論は大規模なために段階を分けて説明しよう。まず、次の三つがゲシュヴィンド理論の骨子である。

①きき手を含めたラテラリティは、大脳皮質の解剖学的非対称を直接反映している。

②人口の七〇％は右ききで、左脳が言語機能を担う「標準的ラテラリティ」であり、残りの三〇％は左ききで右脳あるいは左右両方の脳が言語機能に関係する「変則的ラテラリティ」である。後者が遺伝によってのみ生じることは稀であり、妊娠の中〜後期の非遺伝的な要因、つまり環境要因によって生じる。

③環境要因としては、性ホルモン、とくにテストステロンが中心的な役割を果たし、妊娠中〜後期の胎児に作用する。

少し具体的にゲシュヴィンド理論を紹介すると次のように表せる。すなわち、この理論では、男らしさを決定づけるY染色体上にある遺伝子によってコントロールされるH－Y抗原による男性ホルモン（テストステロン）の分泌が、妊娠の中〜後期において上昇することで、次のような現象が生じるとしている。

①左脳の側頭平面に近い後頭葉の発達が遅れる。

②右脳の後頭葉の発達が促進される。

③右脳の前頭葉の発達が遅れる。
④免疫系の発達が遅れる。
⑤神経冠の発達異常がもたらされる。

それぞれについてさらに少し表現を変えて説明を加えよう。

①左脳の後頭部位の発育の遅れは、左脳を小さいものにし、左脳が正常に発達することを妨げてしまう。つまり、左ききが生じやすくなり、左ききに言語能力の発達遅滞、発達性学習障害などが生まれやすくなる。
②左脳の発達の遅れは、反対側の右脳の対称部位である後頭領野の発達を促進させる。そこで、左ききには数学や造形芸術、音楽など右脳の関与が大きい技能に優れる英才（数学者、芸術家、イデオ・サバン）が生まれる可能性が高い。
③右脳の前頭葉の発達の遅れは社会性の発達を遅らせ、対人適応能力に問題をもつことになる。
④免疫系の発達の遅れは、アトピー、アレルギーをはじめとする思春期以前の免疫障害をもたらす。
⑤思春期以降の胸腺の発達の遅れは、思春期以降の免疫系の障害を生じさせることになり、感染症やエイズ、リンパ系の障害、偏頭痛が生じやすくなる。

⑥性ホルモンの受容器が刺激されることは、リンパ系以外の部位でのがんの発生率を低下させる。

⑦神経冠に発達異常がもたらされることは、神経系を始めとするさまざまな身体部位の形成異常を生じさせる。

これらの説明から明らかなように、左ききは男性ホルモン分泌上の問題から生じるとするゲシュヴィンド理論からは、左ききには免疫系の病気をもつものが多いとか、天才が多いなど、いくつかの予測をもたらすこととなった。彼の理論は壮大で、複雑で、たいへん興味深いものであるために、現在までに多くの研究者がこの予測の妥当性を検討すべく実験や調査を行ってきた。現時点では、それらの結果は支持するもの、支持できなかったものが混在している状況にある。かくて、それらがきき手研究の第三の波として現れたわけである。

左ききと性犯罪――ゲシュヴィンド・モデルの妥当性

私は一九八三年にイスラエルの大学に交換教授として滞在したことがある。中東戦争が終わり、日本赤軍のメンバーがテルアビブ空港で機関銃を乱射し多数の死傷者を出した事件の余韻がまだ残っていたころである。

滞在先は犯罪学教室であった。なぜ犯罪学教室に籍を置くことになったかというと、ラテラリティを研究している教授は犯罪学教室に籍があり、その教授が私と交換教授のペアになった先生であったためである。この先生がアメリカで学位を取る際に研究していたのが、犯罪者の左右脳の機能のバランスについてであった。簡単にいえば、犯罪者の左右脳の働き方の様相は健常者というか、健全に社会生活を送っている成人とは異なるという理論の検証を行っていたのである。

この先生の発想はイタリアの精神科医で犯罪人類学の創始者であるロンブローゾの考え方を受け継いでいるように思える。ロンブローゾは人間の身体的・精神的特徴と犯罪との相関性を、処刑された囚人の遺体を解剖して頭蓋骨の大きさや形状から検討し、犯罪者には一定の身体的・精神的特徴が認められるという結論を得た。これが「生来的犯罪人説」である。つまり、犯罪者は生まれながらに特有の身体的特徴を備えていると考えた。しかし、一九世紀後半には学問的権威となったロンブローゾも、二〇世紀に入るころには理論の誤りを指摘されて失墜したのであった。

一九八〇年代のラテラリティ研究の主題は、脳機能の左右差が情報処理方略や処理水準の影響を考慮すると、従来報告されてきた内容とは異なるのではないか、学習の経験によりラテラリティは変化するのか、などの検討が中心であったので、犯罪者の脳のラテラリティ研究は傍流の話題といえた。アメリカやオーストラリアには犯罪者のラテラリティを検討する研究者は、多少はいたが、一九九〇年代にはこの種の研究は見られなくなっている。そのころの研究では、非右ききと犯罪者とに高い相関を報告するものと否定的な報告の両方が見られ、一致した見解には至っていない。

そのような話題がふたたび報告されるようになっているので紹介しよう。最近改めてこのような研究テーマが脚光を浴びるようになった理由には、脳画像研究法の進歩がある。ロンブローゾの時代では、もっぱら死者の頭蓋骨の形状分析しか研究法がなかったが、最近では脳画像研究法であるＣＴ（コンピュータ断層撮影）やＭＲＩ（核磁気共鳴画像法）を用いて生きている人間の脳の形状や内部の形態学的な様相が詳細に検討できるようになった。また、ＰＥＴ（ポジトロン断層法）やｆＭＲＩ（機能的核磁気共鳴画像法）を用いれば脳活動の様相まで吟味できるようになり、従来とは比較にならないレベルの科学性をもって議論が可能となっているためである。

このような、脳画像万能風の時代になったことは、その利用に新たな脳科学の倫理が求められるが、その検討はやっと数年前から始まっている段階である。脳画像研究法の特性や限界についての理解を脇に置いて、安易に表面的な脳画像データを取り扱うことには注意が必要と考えているが、主題からそれてきたので話を元に戻そう。

最近の脳科学では、犯罪者、とくに思春期に満たない子どもに対して性的興奮を生じる小児性愛者を対象にした研究が報告され、性ホルモン分泌に異常があることや左脳前頭葉や側頭葉のサイズが小さいなどの脳画像研究が報告されている。これらは小児性愛者の左脳損傷をうかがわせるものであり、小児性愛者には左ききが多いという推定を導く。左脳に問題があるために、成長すると左ききを生むというわけである。

このような話が本当かを調べるために、大規模な小児性愛集団のきき手データ分析が行われた。このデータベースは人間の性行動の科学的研究の先駆けであるキンゼイ報告で有名な、キンゼイ研究所のインタビューからの分析である。この二万人近いデータのうちの一四一〇人に性犯罪歴があった。性犯罪者のうちで一二歳以下の少年少女に対する小児性愛が犯罪行為に含まれていたのは、三〇四人であった。その他の犯罪行為には近親相姦行為などが含まれていたが、ここでの検討対象とはされていない。

このデータベース分析を行ったボガートは、小児性愛者で犯罪者のきき手を性犯罪者ではない統制群の白人成人らと比較した。この研究で用いられたのは古いデータベースなので、きき手の評価は本人の自己申告によるものであり、「左きき、両手きき、矯正されて右きき」という申告はすべて非右ききとまとめて処理されている。

その結果は、犯罪者の右きき率は八五・八％で統制群のそれは八八・五％であった。母集団が大きいので、この割合は統計学的に両群間で有意差があることになる。小児性愛者の左きき率は統制群と差異は見られなかったが、両手きき率ではかなりの違いが見られた。これらの分析からは犯罪者で小児性愛者であると、非右きき率が一五・七％で統制群の一一・五％よりもかなり高いことになる。それゆえこれらの検討から、小児性愛犯罪者に非右ききが多いのは脳に問題があり、それが性愛の異常に直接的に作用していると結論づけられるとしている。

ただ、この報告でも指摘しているように、脳の発育の異常が小児性愛と非右ききを生むメカニズムは支持できるが、それらの効果は必ずしも大きいものではない。非右ききであることで犯罪者を予測できるわけでもないし、まして性愛異常者をあぶり出す要因となるわけでもない。いうまでもなく大多数の非右ききは異常性愛者でもないし、犯罪者でもない。小児性愛者の大多数は右ききである。

聴覚系の影響？——プレヴィックの前庭器官モデル

アメリカ空軍のプレヴィックが、新しいきき手の説明モデルを提唱している。このモデルは人間だけにあると考えてきたきき手が、下等生物——魚や両生類などの脊椎動物——にもあると主張し、左右の運動機能非対称性が存在するという一九九〇年代後半以降のきき手研究に理論的支柱を与えている。飛行機のパイロットの運動知覚を研究してきた経歴のためか、彼の理論は平衡感覚をつかさどる前庭器官などの聴覚系の解剖学的構造特性を基礎に置くものである。

ここで人間の聴覚系について簡単に説明しておこう。私たちが音を聞くのは、耳で生じる空気圧の変化を検知しているためであり、空気圧の変化は波のように周期的なパターンになっている。つまり、音（純音）は、一定の単位時間に生じる周期の数（周波数）と、波の大きさ（強度）とをもつ音波である。実際の音は多くの純音の集まりと考えることができる。

図5－5に示すように音波は、外耳から耳管に入る。ここまでは外から見ることができる。耳

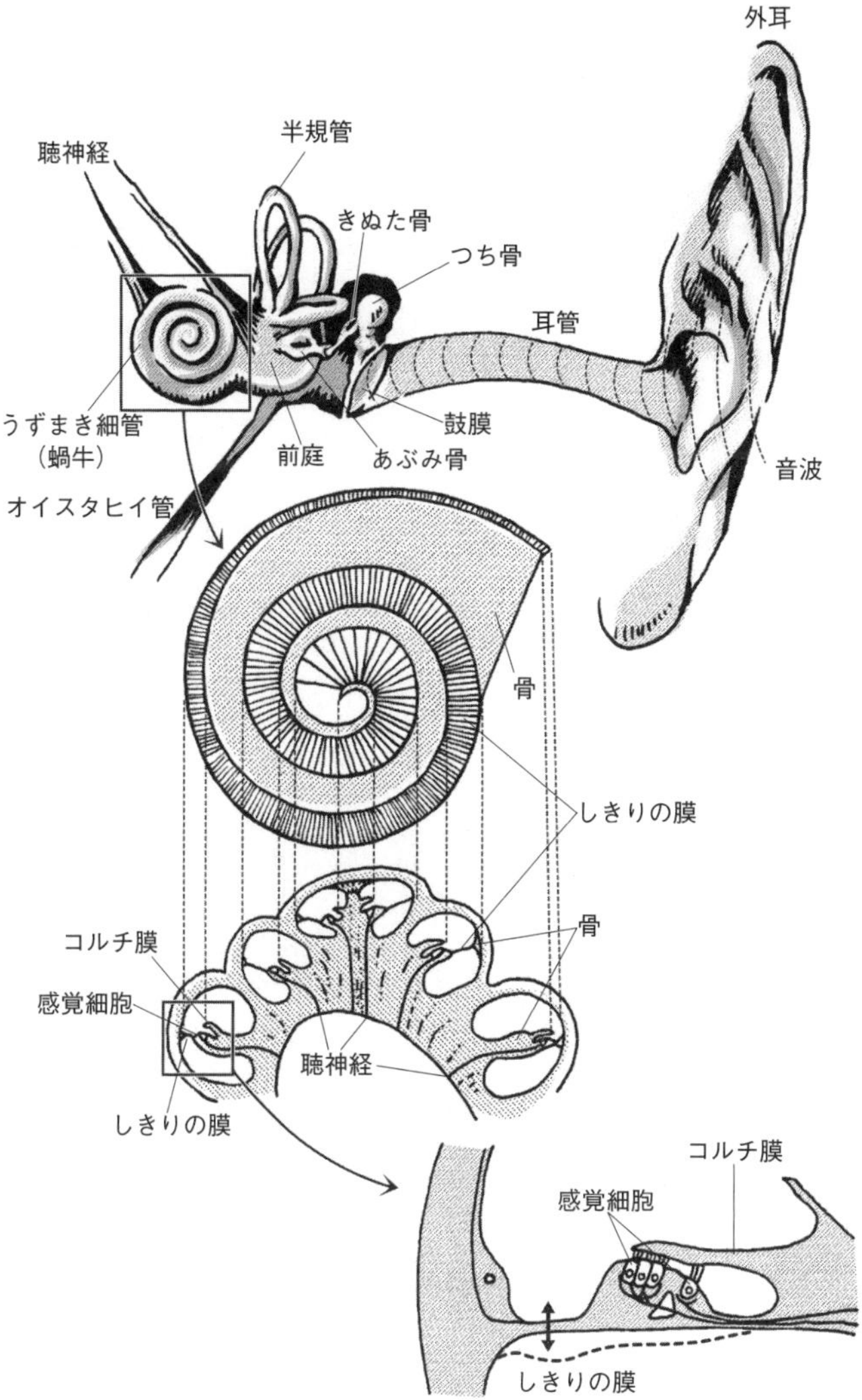
外耳
半規管
聴神経
きぬた骨
つち骨
耳管
うずまき細管
（蝸牛）
前庭
鼓膜
あぶみ骨
音波
オイスタヒイ管
骨
しきりの膜
骨
コルチ膜
感覚細胞
聴神経
しきりの膜
コルチ膜
感覚細胞
しきりの膜

図 5-5　ヒトの耳の構造

管の端は鼓膜で、空気の振動にしたがって振動する。この振動は、中耳にある三つの小さい骨（つち骨、きぬた骨、あぶみ骨）に伝わる。そして、うずまき細管と半規管からなる内耳に伝わる。あぶみ骨は内耳につながっており、その振動は内耳のリンパ液を振動させることになる。リンパに伝えられる振動の圧力は、鼓膜とあぶみ骨の広さの比からもとの空気の振動の一七倍の大きさになる。

聴覚刺激の受容器はリンパ液の詰まったうずまき細管に含まれている。このうずまき細管は管にもう一つの管を含む構造になっており、上下の段を仕切っている薄い膜上には毛の生えた感覚細胞が乗っていて、仕切りから突き出たコルチ膜がこの毛に軽く触れている。感覚細胞には聴神経がつながっている。うずまき細管の仕切りの膜が振動すると、感覚細胞も振動して電気的変化が起き、脳に伝わっていく。このように、聴覚神経から視床の内側膝状体を経て、大脳皮質の側頭葉に伝えられる。ここで始めてわれわれは空気の振動を音として聞くのである。

ちょっとややこしいなと思われたかもしれないが、プレヴィックはこの聴覚系がきき手の出現メカニズムに関係が深いとする。ところで、私はプレヴィックと個人的面識はないが、欧米には時どき壮大な構想を考えるタイプの研究者を見かける。彼の研究論文での引用文献の多さはよい意味での偏執的性格を想像させる。彼のきき手説明モデルも人間の顔の骨格についての計測データから始まり、神経伝達物質であるモノアミン系の分泌に至るものである。

彼は現代人の三分の二では頭蓋の上方では右側が大きく、聴覚野に近い下顎部に近くなるほど左側が大きいという脳の非対称があることを指摘し、このような非対称性は聴覚機能と関係が深いと考える。多数の人間で左半球の聴覚野の面積が広いことは、モノラルで純音を聴取する際に右耳優位が一般的に見られることを説明するものとし、この右耳優位の傾向は、女子よりも男子に顕著である。また、顔の骨格と計測データとが一致するとしている。男子のほうが女子よりも顔が歪んでいる割合が多いということらしい。

プレヴィックは、聴覚野の非対称は妊娠後期にあたる七〜一〇カ月の胎児に負荷される重力の違いからもたらされるとする。図5－6に示すように人間の胎児の三分の二では左耳が母親の背骨に近接している体位であるために、妊婦が胎児をお腹に宿して歩いたり走ったりして動くと、胎児には右耳と左耳では異なる加速度が加わることになる。この重力経験の差異が左右の聴覚系の解剖学的構造に左右差をもたらす、すなわち、胎児の姿勢が原因で聴覚系の機能のうえでの左右非対称性が生じると想定する。

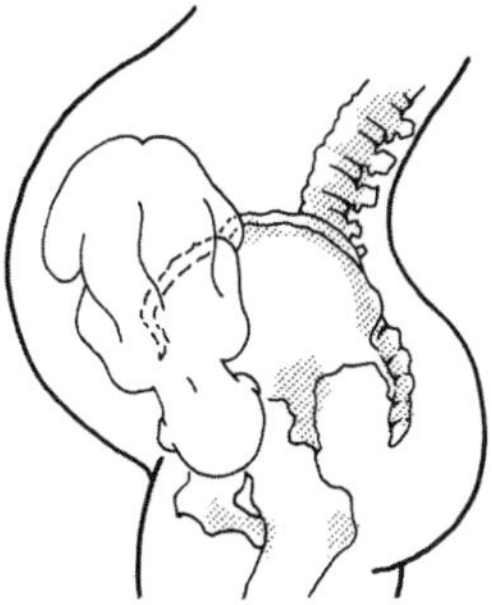

図 5-6　最終齢にある胎児の典型的な位置関係

彼の理論では、胎児の体位の特徴から左側の聴覚系が優位になる、つまりしっかり者の左側が姿勢を維持する平衡器官では優位になるという。姿勢の平衡やバランスを維持するのは小脳と基底核という大脳皮質の下部にある皮質下の神経核群なので、大多数の人間では左下肢が重心を維持する軸足となり、右上肢が自由になる。したがって、多数の人間が右手ききに生まれることになる。つまり、胎児の体位とき手とは関係が深いという現象へ、新しいタイプの説明を提供したことになる。

実際に日本人の軸足の割合を調べた私たちの調査でも、約八〇%が左軸足であった。手の場合は片手での動作に用いられる側の手を調べればきき手になるが、足の場合には動作の種類によって用いられる側の足は異なる。つまり、片足で立つという動作で使用する側の足は軸足であるが、靴の先にあるごみを払いのける動作で使用する側の足は操作で使うきき足という具合になる（第3章参照）。

さて、プレヴィックの考える非右ききの出現の仕組みでは、妊娠後期の胎児の前庭器官になんらかの損傷が生じた際、元々非対称である聴覚系のシステムが変容され、それによって、非右ききが生まれるというものである。聴覚―前庭器官系が、非対称がない解剖学的特徴をもつ場合は両手ききを想定し、非対称性が逆の解剖学的特徴をもつ場合には右側の下肢が重心を維持しバランスを調整する軸となる。したがって上肢である左手は使われやすくなり、左ききになると考える。彼のモデルでは前庭器官の生育の偏りが肝心なので、非右ききは右ききよりも聴覚系での問題をもたらす割合が高いことを予測できるとしている。

プレヴィック理論の重要な特徴は、姿勢を維持するのに関係が深い聴覚系―基底核―小脳システムと神経伝達物質、とくにドーパミン系との関係を指摘した点であり、非右ききは結果的にドーパミン系の神経伝達物質が関わる問題症状をもたらすことが予測できる。このような予測を裏付ける資料として、非右ききに自閉症、聾児、視空間タイプの読み障害児が多いことをあげ、これらの児童は前庭機能に問題があることを指摘している。また、斜視の人のきき手を調べた結果でも非右ききが多いとしている。

くわしい解剖学的メカニズムは私にはよくわからないが、中枢神経系のノリエピネフェリン分泌レベルの大半を規定するのは前庭器官の耳石からつながる神経核なのだそうで、ニューロンレベルでの応答実験からの裏付けがあるようである。要するに、前庭機能に生じた問題は、中枢神経系のモノアミン欠乏（アドレナリン、ノルアドレナリン、ドーパミン、セロトニンの四種の化学物質の総称）を導き、うずまき細管などでの情報処理に問題を招くので、前庭機能が覚醒、自律神経系のコントロール、情動行動、知覚運動系と相互関連することを強調している。

この指摘は、近年盛んになっている脳科学の知見から、脳は一つのシステムとして総合的に働くメカニズムであるとみなす考え方と合致している。前庭機能の問題は重力状況や加齢からも生じるとしており、プレヴィックの考え方を広げれば、航空機のパイロットや老年者は自律神経系のコントロール、情動行動、知覚運動の問題を生じやすいことになる。

話を元に戻すと、前庭機能が胎児期において問題を生じた非右ききは、運動系だけでなく、中枢神経系の神経伝達物質の分泌レベルにも影響を与えることが予測され、アレルギー、自閉症、脳性麻痺、聾、うつ・不安神経症、ダウン症・知的障害、学習障害、てんかん、偏頭痛、免疫不全、生育障害、統合失調症、不眠症、斜視の一四種の問題の中で、アレルギー、てんかん、免疫不全以外は関係が裏付けられたとしている。このことを書いた論文は五三ページで四八五編もの引用文献が付いており、それぞれを確認する根気が私にはない。この論文の査読は骨が折れたことであろうと、別の感慨が浮かぶ。

プレヴィックの理論はゲシュヴィンドの理論同様に壮大で、総括的な点で魅力的であるが、彼の理論の根本的な部分に弱点もある。というのは、ハーパーらは、胎児の母体内の体位ときき手には関係が見いだせないと報告しているからである。胎児の九二%が右指吸いの活動を示したが、指吸いの手の側と体位とには関連がなかったというのである。第6章の胎児のきき手の項で詳細な検討結果を紹介しているが、胎児期には大きな個人差が存在しており、頭位と手の行動との関係に信頼できる事実は、超音波による胎児の行動の分析による研究法ではまだ見つかっていないというのが現状と思える。プレヴィックのきき手理論の妥当性は、まだ今後の検証を待たねばならないことになろう。

神経細胞の数の影響?——脳梁発達説

この考え方は、脳梁の解剖学的特徴に関係づけてウィテルソンが提唱したもので、ゲシュヴィンドの理論に基づいて、左きき出現の具体的な仕組みを考えたものとみなせる。

脳梁とは図５－７上に示すように大脳半球の内部の構造物で、左脳と右脳の対称的な部位間を底部で連結している神経線維をいう。この脳梁をてんかんの治療目的から切断した患者を対象に、左脳と右脳の機能的役割が異なることを明らかにしたのは第4章で紹介したスペリーである。

さて、脳梁は図５－７下に示すように前方から吻、膝、幹、峡部、膨大と部位にそれぞれ名称がついている。前方の部位は前頭葉、中ほどの部位は前頭葉の一部と頭頂葉・側頭葉、後方は後頭葉の神経線維で構成されている。

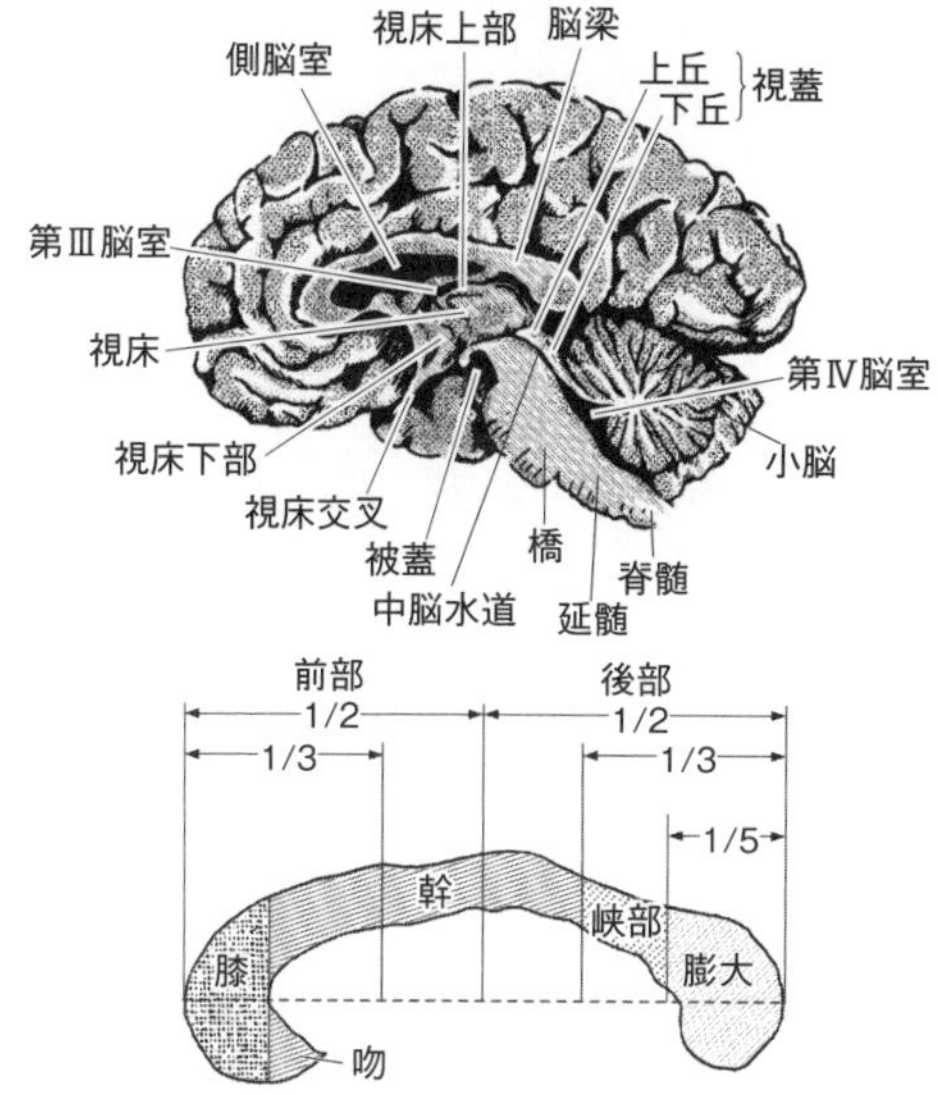

図 5-7　ヒトの脳の内部を横から見たもの（上：Kolb & Whishaw, 1980）と脳梁の横断面（下：Witelson, 1991）

このような脳梁についての基礎知識を念頭に置いて、きき手の成立は脳梁の神経線維の軸索欠落と関係するというウィテルソンの理論を紹介しよう。

この理論の背景には、誕生後、乳幼児期に脳の神経細胞数は大きく減少することがわかり、胎児の脳神経細胞は誕生時から成人と同じパターンではないとする脳科学の知見がある。新生児の場合、誕生後六カ月以内に神経細胞数はおよそ三分の一にまで減少する。つまり、三分の二は消滅するのである。この神経細胞の過剰発生とその消失は、多くの神経細胞の中から必要なものを選び出して神経ネットワークの原型をつくり、誕生後の刺激がシナップス結合を選択する際の多様性や可塑性をもたらす原因と考えられている。とくに脳梁を構成する神経細胞は、ほ乳類の種による違いがあるものの、誕生の前後に必要なものを残して消滅していくことがわかってきた。

さて、この理論の提唱者であるウィテルソンは、二つの仮定を設けている。第一は脳梁のサイズが軸索の数に比例している、つまり脳梁のサイズが大きいことは神経細胞の軸索の数が多いことを意味するというものである。第二は胎児期の後半から誕生初期の期間での脳梁形成は胎児期の性ホルモン分泌が関係し、脳梁線維の軸索が消滅し欠落するという前提である。この軸索の欠落現象は非対称的で、左脳から右脳に向かう軸索が逆方向よりも欠落が大きいとし、きき手は軸索がどの程度まで欠落するのかにより決まるとした。

左脳から右脳に向かって伸びる軸索が欠落することは、左脳の細胞体から軸索が伸びて右脳の中でネットワークを構築しようとしても成就しないことになる。ホルモン分泌の加減で軸索の欠落が非対称な場合には、ラテラリティが明確となるが、非対称的な欠落が少なければラテラリティは曖昧になる。ラテラリティが明確でない女子や非右ききでは軸索の欠落が微弱であり、したがって、脳梁のサイズが大きいという推論が成り立つ。図５－８上はその仕組みの模式図である。

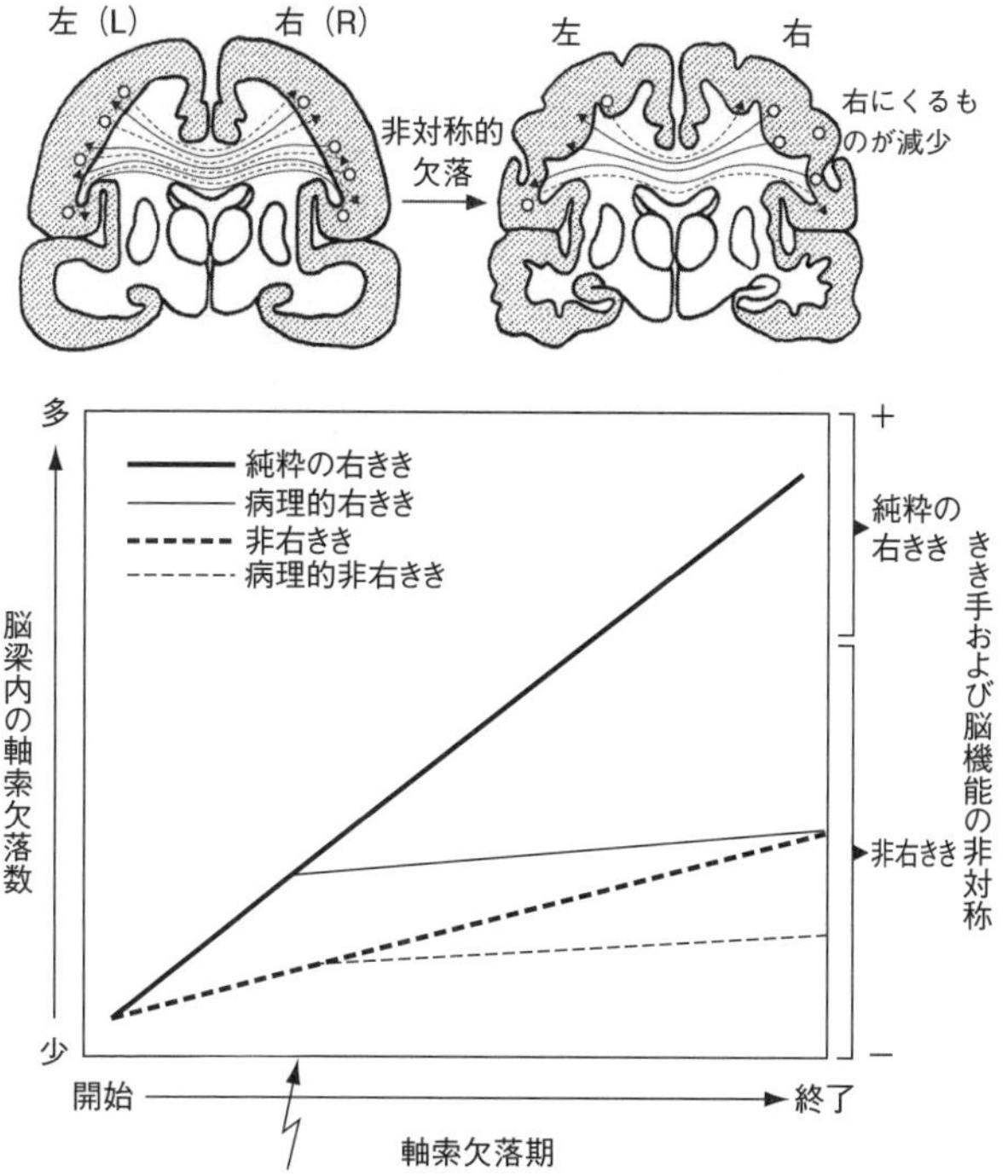

図 5-8　脳梁の軸索欠落の模式図（上）と時間スケジュール（下）
Witelson, 1991 を参考に作成。

ウィテルソンはこのような仮説から右きき、左きき（両手ききを含む）の男女の脳を解剖して検討したところ、脳梁を全体として見るとその大きさに性差があり、男子のほうが女子よりも大きいこと、右ききのほうが小さいことを見いだしている。さらに、四二名の成人の死後剖検で脳梁を下位区分に分けて計測し、きき手による比較を行うと、吻や膨大などでは差が見られないのに、唯一、峡部で大きさが異なり（図5－7下参照）、左ききは右ききに比べて三八％面積が大きかった。また、きき手テストの得点と峡部の面積との間には高い逆相関があることが見いだされた。これは、右ききの程度が強くなるにしたがって、峡部の面積が小さくなるという関係を表している。ただし、これは男子の場合にのみあてはまることで、女子の場合には相関関係はないということで、自らの理論の妥当性を主張している。

峡部は、側頭葉から頭頂葉にかけて左右脳部位間を結ぶ連絡線維であり、そのあたりの部位が関係する手の運動や言語などの機能の左右脳差、すなわちラテラリティ出現に関係が深いというわけである。

また、ウィテルソンは、成人のきき手や認知機能のラテラリティは、胎児期の後半から誕生初期にかけて脳梁線維の軸索がどのように欠落するのかにより決まるとしている。軸索欠落が多いか少ないかで脳梁のサイズの大小が決まり、それがきき手に関係があることを意味している。

ヒトでの神経シナップスは、大脳皮質の場合受胎後二三〜二八週で形成され、脳梁では、軸索は妊娠後一〇週あたりから形成され始め、二三週ごろから欠落が始まる（図5－8下）。ウィテルソンの理論では脳梁の形成と胎児期の性ホルモン分泌が関係することを前提しており、脳梁における軸索の欠落は、いろいろなパターンがあり、軸索の欠落の大小がきき手を決めるという。この図の横軸は軸索の欠落が生じる発達時期を表しており、縦軸は脳梁における軸索の欠落程度を示している。太い実線は右ききである。横軸の矢印のところはなんらかの問題が生じたことを示しており、軸索の欠落の程度が少ない太い破線は左ききである。細い実線と細い破線は、病理的原因による軸索欠落の程度差であり、きき手が遺伝的に規定されるのではなく、ホルモン分泌の様相で出現することになる。

軸索欠落の程度がきき手を決定するのであれば、脳梁線維の軸索欠落開始時期に近い二六～二九週齢で生まれた場合には、軸索の欠落はまだ終わっていないため、右ききが少なくなることが推定できる。

表 5-2　未熟児のきき手

	1000g未満	1000～1499g	1500g以上
左きき	48.0%	18.9%	9.8%
右きき	52.0%	80.1%	90.2%

O'Callaghan, Tudehope, Dugdale, Mohay, Burns & Cook, 1987を参考に作成。

つまり、左ききが生まれる原因に交連線維の軸索の欠落を考えると、未熟児では脳梁の形成が不十分なために右ききが少ないはずである。このことを調べた結果では、誕生時に一五〇〇グラム未満の未熟児であった四歳児では右ききは六三%にすぎず、非未熟児群での右ききが八〇%であったのと比べて大きな差が認められた。また、未熟児の中で右ききでない子どもに、IQが低いことと言葉の発達が遅いことも見いだされたという。

同じく、別の未熟児の四歳時点でのきき手調査では、表5－2に示すように誕生時一〇〇〇グラム未満の超未熟児では左ききがもっとも増えることを報告している。

左ききの出現率は、誕生時の体重が一〇〇〇グラムを超えると未熟児でない子どもと大差はないが、一〇〇〇グラム未満の場合は約半数が左ききであり、ウィテルソンによる左ききの説明を支持するわけである。

ただ、ウィテルソンの脳梁発達説を裏付ける未熟児出産で左ききが多いというデータは、たとえばベーカンらの出産トラブル説でも説明ができるので、必ずしも十分な支持データというわけでもない。

遺伝子発現の影響?――胎児期の発達不安定性説

一九九〇年代に入って、イギリスのアネットやマクマナスらの心理学者がきき手の成立に遺伝の考え方を導入し始めると、遺伝学の専門家もこの議論に加わるようになった。「発達不安定性説」と呼ばれるこの理論は、胎児期における身体発達の遺伝子表現がもつ不安定性が左ききをもたらすとする。

先に紹介した遺伝子モデルでは、左きき遺伝子を想定することで家族内のきき手の類似性を説明することは可能だが、進化にまつわる説明が欠如していることや、右ききよりも左ききに神経学的問題を含む人の割合が多いことを説明できない弱点があるとしている。一方で、ベーカンの出産ストレス理論では左ききと神経学的問題との関連について説明はできるものの、家族でのきき手の類似性について説明が困難などから、これらに代わる左ききの説明理論としてイェヨらやマーコウが発達不安定性説を提唱し始めたのである。

イェヨらやマーコウの理論的基礎は、左ききは遺伝学的に弱い特性をもつということである。これは、左ききは遺伝学でいう繁殖力が弱い、すなわち子どもの数が少ないというデータから発している。イェヨのグループによる研究では、右ききの子どもの数は平均二・〇三人であるのに対して左ききの子どもの数は一・六二人であるという。また、流産の割合も左ききの母親のほうが右ききの母親よりも多いとか、生理の始まりも左ききは遅く、妊娠可能期間が右ききよりも短いという。このほかにも、左ききは短命であるとか、左ききは怪我をし易い、免疫疾患にかかり易い、出産時低体重児は左ききが多いなどのデータが、左ききは遺伝学的に生存に弱いとする主張の基礎にある。

イェヨらによれば、このような遺伝学的弱さは遺伝子型が表現型になる過程での不安定性からもたらされる。とくに、胎児期の早い時期では遺伝子型の表現が不安定であり、環境要因が発達を規定すると考える。人間の身体をつくるのは遺伝子情報であり、両親がもつ遺伝子を子どもが引き継ぐとする考え方は今や誰もが了解している。子どもを将来タレントにしたいので金髪や青い瞳が欲しいと考えても、モンゴリアンである日本人同士の間からはそうした子どもは生まれることはない。しかし、遺伝子情報がすべて発現するかは環境の要因が大きく関わるのは事実である。がんになりやすい遺伝子をもっていても、喫煙習慣という環境要因が介在するか否かで肺がんという表現型が生まれるかが決まるのである。

したがって、発達不安定性説では、左ききや極端な右ききは平均からの逸脱であるとみなし、

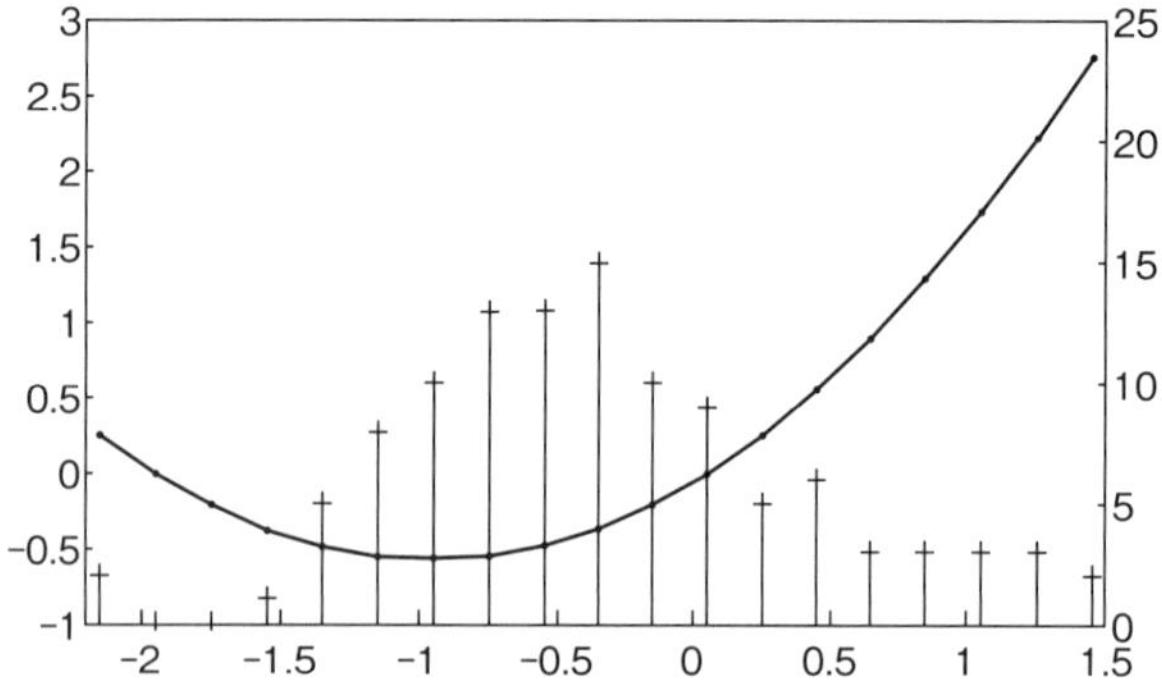

図 5-9　発達不安定性と相対的なきき手の強さの関係

Yeo & Gastad, 1993 を参考に作成。

左ききは胎児期の早い段階（妊娠三～四週まで）での遺伝子発現過程の不安定さから生まれるとする。発達過程が不安定なので、受胎からの時間に規定される胎児の発達が遅延気味であると両目の間が広くなる、耳の位置が下がるなどが生じるとされる。これらは微小な身体形質異常（ＭＰＡ）であり、もう一つの要因である対称性からの逸脱（ＦＡ）は足の幅、耳の大きさなどに現れ、口蓋裂はこの時期に生じるＦＡの例であるという。

彼らによれば、左ききが遺伝子発現の不安定性に起因するとする考え方の確認は、きき手傾向とＭＰＡとＦＡとの関係を検討することで可能であるとする。遺伝学ではＭＰＡは一般的に、ちぢれ毛、複数つむじ、頭囲の異常、耳の位置、小指の曲がり具合など一五項目で評価し、ＦＡは左右の手掌の角度、くるぶしの幅など八項目で評価する。そこで、彼らはアネットきき手検査の測定値とＭＰＡ、ＦＡの測定値との関係を検討している。その結果が図５－９である。

この図の横軸はアネットきき手検査項目の動作で表した相対的な差異であり、ゼロが左右同じパフォーマンスを示し、マイナス値は左ききの程度を示している。縦軸は発達不安定性の指標を示すので、左ききは極端な右ききと同じようにMPAが多く、発達不安定性が大きいことを確認できるとしている。FAについても同様に発達不安定性が大きいことが明らかであったとする。

さて、イェヨらは発達不安定性をもたらすものにどのような要素を想定しているのであろうか。彼らは三つの要素を想定している。第一は遺伝子に関係し、とくにタンパク質のホモ接合型である。私は遺伝学の知識に疎いが、遺伝子は私たちの身体をつくるタンパク質の設計図であり、遺伝子DNAにはアデニン、グアニン、シトシン、チミンの四種の塩基がつらなっていることは知っている。これらの塩基の配列順序を遺伝子コードといい、遺伝子の配列がなんらかの原因で一部変化する遺伝子変異が生じ、その様態により、個人差や体質の違いが生まれるらしい。

ホモ接合型は母方由来と父方由来とが同じ場合をいうのである。このホモ接合型は人間以外の多くの生物にある対称性からの逸脱や、成長速度の異常をもたらすものであることが知られており、実際にイェヨらは左ききのほうが発育のばらつきが大きいことを六〇〇〇名の子どもの誕生時、四カ月齢、八カ月齢、一歳、三歳、四歳、七歳時の身体計測データから明らかにしている。つまり、標準からの逸脱が生じ易いホモ接合型の遺伝子の作用が胎児期に起きると考えるのである。

第二はウイルス、バクテリア、寄生虫などの病原菌による作用であり、これらが作用して胎児期の早い時期における左右手の運動に関連する遺伝子型の表現をゆがめるために左ききが生まれるとみなす。

第三は白血球免疫抗体（ＨＬＡ）である。あるＨＬＡの対立遺伝子は免疫疾患と結びついており、それは非右ききの人に相対的に多いという。

第6章　きき手と脳のはたらき

本章では、きき手と脳のはたらきとの関係を紹介しよう。きき手研究には一九三〇年ごろ、一九七〇年ごろ、一九九〇年ごろ、二〇〇〇年ごろと、ブームといいたくなるような研究のピークがあるように思える。一般に研究者の関心が集まる研究テーマはたいてい一過性で、一〇年ほどの期間に多くの研究が集中して報告され、次のテーマに移行していく。先生が熱心に取り組んでいた研究テーマのお裾分けに与った学生が次世代を担うころには、アリが砂糖菓子を食いつくしたように元のテーマは陳腐になる。すると、若い研究者が必要とする研究業績の蓄積にはつながらず、別のテーマを探すという形での移行が行われる。したがってきき手研究のように、研究者の関心が世代の交代とともにくり返されることは珍しい。

一九三〇年ごろの研究は「左ききの矯正」に焦点があてられたが、一九七〇年ごろはラテラリティ研究の隆盛に伴うものであった。「左ききの脳のはたらきは右ききと同じか?」の検討が集中して行われ、きき手と言語の出現に関する議論がされた。一九九〇年ごろのピークは、脳のはたらきと内分泌との関係を指摘する理論がもたらしたものである。また最近では、きき手の出現を言語の発生と関連づけることへの疑問という形で、遺伝学者や生物学者のきき手研究参入によるものといえそうである。このような変化の背景には、分子生物学や脳科学の進展があることがそれぞれの話題から推察されよう。

きき手と視覚機能

書字言語、つまり文字や文章を認知する言語機能についてのラテラリティは、おもにタキストスコープ（パソコン画面などに図形や文字などの視覚刺激を瞬間的に提示する装置）を用いた瞬間視の実験で検討された。これは、図6-1に示すように、ヒトの視覚神経経路が右視野の刺激材料は左脳の視覚領野に、左視野の刺激材料は右脳の視覚領野に入力されるようになっていることを利用したもので、瞬間的に刺激材料を提示すると片側の脳にだけ情報を入力することが可能となる。したがって、右視野に提示した場合と左視野に提示した場合の成績を比較することで、右脳と左脳の認知能力を推定できるのである。

カナダのブライデンは文字認知の成績から、右ききの場合は左脳が認知能力に優れたが、左ききは左脳、右脳とも同レベルの成績を示し、文字の認知能力に左右脳に機能差は認められなかったとしている。私も左ききと右ききの大学生を対象にして、ひらがな文字と幾何学図形の瞬間提示実験を行ったことがある。右ききの場合は文字刺激の認知には左脳、図形の認知には右脳が優れていたが、左ききでは左右脳で明確な差異がない、ブライデンと似たような結果であった。

きき手とラテラリティとの関係を調べたアネットの総説では、一五の研究のうち文字や単語などの言語材料の場合に左ききが左脳優位を示した研究は二つしかなく、右脳優位とした研究も一つに過ぎなかった。つまり、残る一二研究の結果は、ラテラリティに差異を認めないとするものであった。
一方、幾何学図形や点の配置など非言語材料の認知を扱った一三研究のうち、左ききが右脳優位を示したのは二研究で、左脳優位を示したのは三研究であった。残る八研究は視野差を認めなかった。このことからアネットは、一般に左ききは視覚的認知においては明確な左右脳の間の機能差をもたず、右ききとは異なると結論づけている。

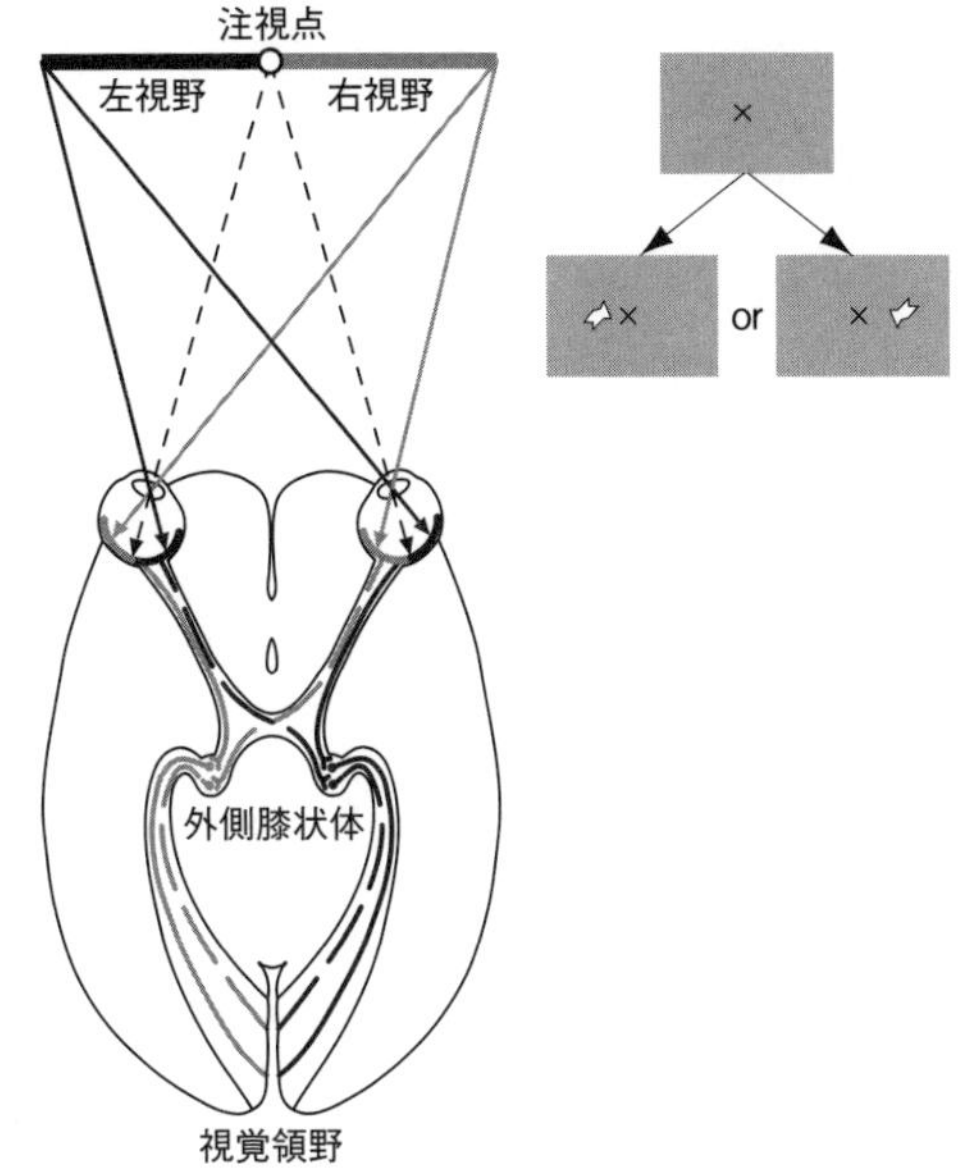

図6-1　視覚神経伝達路
視覚経路の図は、藤田一郎、『「見る」とはどういうことか』、化学同人（2007）より転載。

瞬間提示によるこのようなラテラリティは、材料の性質が言語性かそうでないかで優位脳が決まるとする考え方は単純すぎであり、それよりも刺激材料をどのように処理するかという、認知方略が脳の機能差を決定するとの考え方が、一九八〇年代に入って提唱されるようになった。一般には、分析的・系列的に材料を処理する場合は左脳が優れ、同時的・全体的に処理する場合は右脳が優れると指摘されるようになり、材料の性質に基づくラテラリティの説明は否定されるようになった。

たとえば、小さな文字群「あ」からなる線分で、「や」という大きい文字を書いた場合、「や」と読む場合は全体的な処理をしたことになるが、「や」を構成する線分の「あ」を読むという場合は分析的な処理をしたことになる。つまり、「や」と読んだときは森を見、「あ」と読んだときは木を見たことになる、という具合に同じ材料の認知でも処理は異なるのである。このような処理方略ときき手との関係を検討したレヴィは、右ききは全体的処理を右脳で、分析的処理を左脳で行うほうが優れるが、左ききではどちらの処理も両方の脳で同じ程度に行えるとしている。

瞬間提示法を用いた視覚機能の研究は、基本的には左ききと右ききでは異なる脳機能をもつことを示しているといえそうである。つまり、右ききが左右脳の機能差を明確に示すのに対して、左ききは明確な左右脳機能差を示さないというわけである。

このような、きき手による脳機能の違いについて、イギリスのバーモントは左ききの脳機能が右ききに比べて拡散的であるとする。つまり、左ききの脳は同レベルの視覚認知の仕組みを左右脳にそれぞれもつのに対して、右ききでは機能の左右脳への特殊化が明白なのだとしている。別のいい方をすれば、右ききの脳は機能が特定の部位に局在している傾向が強いのに対して、左ききの脳はその傾向が弱いということになる。これは決して左ききの脳が劣るということを意味するのではない。右ききの脳が決まったポジションを守って活躍する野球選手のタイプであるのに対して、左ききの脳はどこでも守れるオールラウンド・プレーヤータイプであるというような意味である。このバーモントの説明の妥当性は、第5章で紹介した脳損傷とき手の関係を検討した研究から支持されている。

もっとも、ラテラリティとききき手との関係の検討からは、左ききを単純に一括りにすることへの批判があることも指摘しておく。たとえば、遺伝によって生じたと推定できる、家族に左ききが何人もいる左ききでは左右脳に差はないが、それ以外の左ききでは機能差が認められるとするハーディックや、家族性の左ききでは言語機能は右ききと逆、すなわち、左脳ではなく右脳のほうが優れるとするズリフなどの研究者もいる。さらには、強い左きき弱い左ききなど左ききの強さによる違いもディーにより報告されている。

一般に、左ききの実験参加者を集めるのが容易ではないので、検査結果の分散が大きくなってしまい、このことが一致した結論を導きにくくしている可能性が高い。

きき手と聴覚機能

聴覚機能のラテラリティ研究は、もともと注意研究の道具であった両耳分離聴テストを適用することから始まった。カナダのキムラによって神経心理学の領域に導入されたもので、左右の耳から同時に異なる語音を提示して、再生を求める簡単なテストである。ヘッドフォンをつけるだ

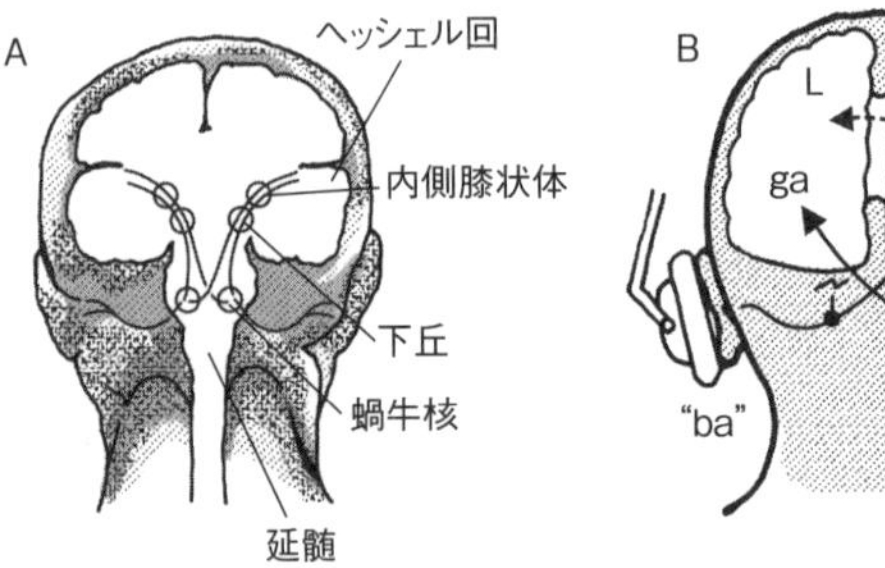

図6-2　両耳分離聴テストの仕組み

聴覚神経系路は完全に交差していないが（A)、反対側の聴覚野に行く経路が優勢なので、左右の耳から同時に刺激“ga”と“ba”音を提示すると、交差しているのと同じような状態がつくれる（B)。右耳に刺激を提示する条件と左耳に提示する条件を比べると左半球と右半球の機能を比較できることになる（八田，1984)。

けなので、検査に苦痛は伴わない。初期のラテラリティ研究の第一人者であるキムラは、直接確かめたわけではないが、写真から判断すると日系人ではなさそうな顔立ちである。

図6－2にこのテストの仕組みを示す。数字を対にして聞かせて（たとえば左耳には3―6―9、右耳には4―5―7）、どちら側の耳からの数字再生が優れるかを調べる方法である。言語音ではその聴取成績が右耳（左脳）のほうが優れ、環境音では左耳（右脳）が勝ることが知られている。この右ききの言語音に対する右耳優位の傾向は一般に認められるものとして知られているが、私の経験では、数字対よりも「ORO―OKO」のような母音―子音―母音の対を提示して子音の聴取能力を左右の耳で比較すると安定して右耳優位が得られ、検査課題としては信頼性が優れる。

さて、この両耳分離聴テストで左ききと右ききを比較したのは、カナダのブライデンである。彼は、右ききで右耳優位が見られたのに対して、左ききでは認められなかったとしている。一般に、視覚機能のラテラリティに比べて聴覚では顕著な違いが見いだせないことが少なくない。したがって、きき手による聴覚機能のラテラリティの結果もさまざまな様相を呈することになる。本人以外にも家族に左ききがいる左ききでは左耳優位が生じ、言語音の認知には右脳のほうが優れるとして、右ききとは逆であることを報告するものや、家族性の左ききは右ききに比べて右耳優位の程度が小さいだけであるとする報告、家族性の左ききも非家族性の左ききも右耳優位の程度が小さいだけで差異はないという報告などが入り乱れている。また、左ききの程度が強いと右耳優位は生じやすいという報告もある一方、その逆に左ききの程度が強いと右耳優位は生じにくいというものもある。

家族性か非家族性かにかかわらず、左ききは左耳優位、右ききは右耳優位の結果を得たという研究もあるし、家族性の左ききだけは左耳優位を示し、非家族性の左ききと右ききは右耳優位となる結果を得たという研究もある。つまり、きき手と言語音の両耳分離聴テストでの結果はいろいろであるといわねばならない。

このように、実験心理学的な検討はそれまでの実験のやり方の不備を修正することを次つぎとくり返して、最終的な結論を導き出そうとする。ああでもない、こうでもないという議論を追っていく研究者は、ときに俯瞰的に事態を捉えることを忘れがちになるので端から見れば滑稽かもしれないが、没頭している本人には高揚感が抱ける幸福な時間なのである。余談であるが、一見すぐに役立ちそうにもないことに携われる研究者をどれだけ抱えられるかが、真に豊かな社会かどうかのバロメータであると、私は信じている。

さて話を元に戻すと、両耳分離聴テストでは音刺激を再生することが課題であったのに対して、再認を求める課題を聞いたきき手と聴覚機能の検討も行われている。以前に聞いたものをいうことはできないが、もう一度聞かせてくれれば、聞いたものかそうでないかは判別できるという経験をすることが多い。前者を再生、後者を再認という。再認検査では左右の耳から音刺激を聞きながら、ターゲットとする音刺激をチェックしていく両耳モニタリングと呼ばれる方法が使われる。再認と再生は、認知心理学では別べつのメカニズムを想定するのである。

オーストラリアのゲフェンらは、単音節語を用いた両耳モニタリングテストを実施し、右ききは両手ききや左ききよりも右耳優位を生じ易いこと、家族性の左ききは右耳優位を生じ易いこと、非家族性の左ききは優位耳が一定しないことなどを明らかにしている。一般に、左ききにおける聴覚機能の研究を見渡すと、少なくとも左ききは右ききよりも個人差が大きいといえそうである。

ストループ効果と呼ばれる現象を利用して、きき手と言語機能との関係を調べた研究もある。ストループ効果とは、たとえば赤という文字を緑色や赤色で書いたものを用意して色名をできるだけ速く読み上げるように指示すると、文字とその色とが一致する場合は速く読めるが、不一致の場合は読みが遅くなる現象をいい、色名と色の二つの情報を処理しなければならないために生じる、一種の干渉効果のことである。

オランダのピータースは両耳分離聴テストにこのストループ効果を組み合わせて、きき手と言語機能との関係を検討している。左耳から「ひだり」「みぎ」が、右耳から「ひだり」「みぎ」が聞こえる四条件を設けて、単語がどちら側の耳から聞こえたかに反応する課題（このときは右耳から「ひだり」が聞こえても「みぎ」が聞こえても右耳からの音であれば右手のボタンを押す。前者はストループ課題である）や、単語の意味に反応する（このときは右耳から「ひだり」が聞こえても左耳から「ひだり」が聞こえても左手のボタンを押す。後者はストループ課題である）を行わせた。つまり、単語の意味を無視して聞こえる側について反応したり、単語が聞こえる側を無視して意味に対して反応して、その速さを測定した。

その結果、単語への意味処理を求めた条件で、右ききは右耳に対してすばやく反応するのに対して、左ききは逆に左耳への反応のほうが速かった。さらに、ストループ効果も右ききでは右耳条件で大きかったのに対して、左ききでは左耳条件のほうが大きかった。つまり、右ききと左ききは正反対の傾向を示したことになる。

きき手と聴覚機能との関連を検討したさまざまな研究法による結果を見てきたが、総合すると、少なくとも左ききの脳機能と右ききのそれとには違いがあると結論付けることは可能なようである。

きき手と言語障害

神経心理学で取り上げられる脳障害は失認、失行、注意障害など多様であるが、その代表は失語である。これは、一八六一年のブローカによる言語障害患者の剖検報告から神経心理学が始まったという歴史的背景だけではなく、言語は日常生活を送るうえでもっとも障害となる機能の喪失という側面があるためであろう。

きき手によって脳の言語機能が異なることを最初に指摘したのは、イギリスの神経学者ヒューリング・ジャクソンといわれる。彼は、きき手と反対側の脳が言語脳であるとした。つまり、右ききの言語脳は左脳に、左ききの言語脳は右脳にあるということになる。この「古典論」と呼ばれる考え方を軸にして、その後のきき手と言語障害との研究は展開された。

脳の言語機能ときき手との関係は、初期には失語の発症と患者のきき手を検討することで行われてきた。古典論と対立する事実がカナダのペンフィールドらによって見いだされた。彼らが行った、てんかん患者の脳を露出していろいろな部位を電気刺激した際の観察では、左脳を手術したあとに生じる一時的な失語の出現率は、右ききで七三%であったが、左ききの場合でも七二%と差が見られなかった。そこで少数の例外はあるにしても、右ききも左ききも左脳に言語機能が存在する、つまり言語脳にきき手による違いはないと指摘したのである。

失語症ときき手との関係を組織的に検討した研究は、数年前に亡くなった*Neuropsychologia*誌の初代編集長として今日の神経心理学の発展に多大な貢献のあったエカンらによって行われている。この研究は、五九名の左ききを対象に行われたもので、そのうち三七名は左脳、二二名は右脳に損傷をもっていた患者である。患者の損傷部位は死後の剖検で同定されている。言語機能だけでなく、運動機能や計算機能などいろいろな認知機能について比較が行われ、言語機能に関係する結果の一部は図6－3に示すとおりである。一三〇名の右きき患者との比較からは、以下の三点について違いが指摘されている。

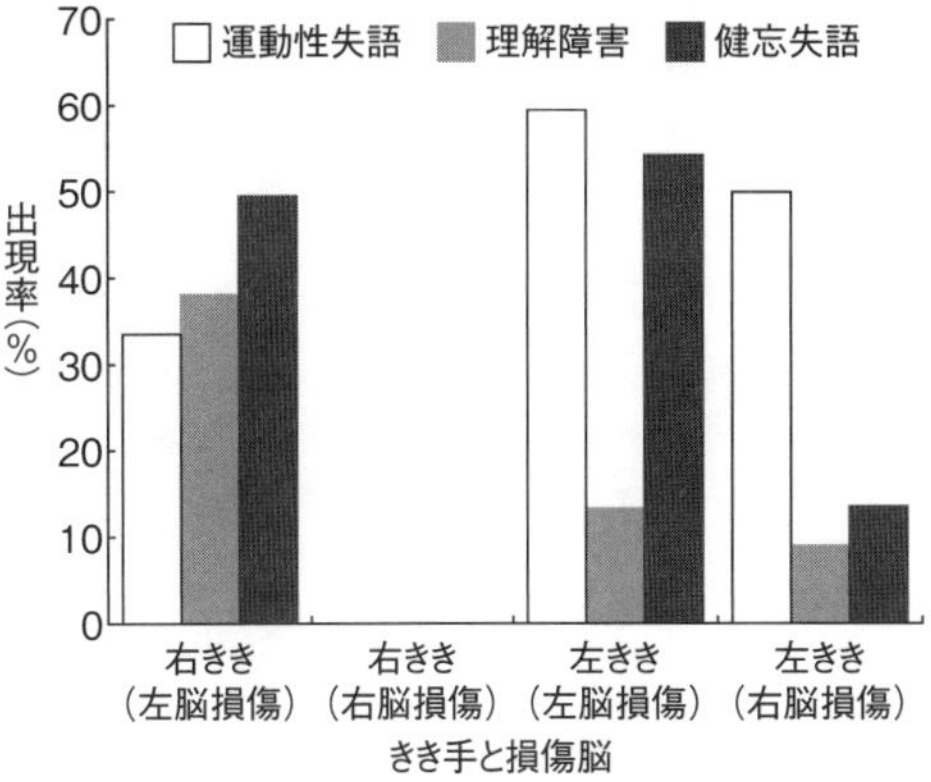

図6-3　きき手と失語症状

Hecaen & Ajuriaguerra, 1964 を参考に作成。

①損傷が左右どちらの脳であっても言語理解の障害は右ききに比べて少ない。

②言語表出の障害は、左右どちらの脳の損傷であってもその出現率は変わらない。

③健忘失語は左脳の損傷で生じ易い。これは右ききと同様である。

これらは、左ききの左脳損傷によって生じる障害は、言語表出、健忘失語、失認などで右ききと変わらない様相を見せるが、言語理解については右ききよりも影響が少ないことを示しており、左ききの脳機能は右ききとは異なる複雑なパターンであることを示している。

きき手と言語障害の関係の検討

一九八〇年代に入って、きき手と言語障害の関係の検討は脳画像研究の普及により、厳密になった。片側の脳になんらかの損傷を生じた際、失語の症状がでるかどうかの発症率をまとめたものにセガロヴィッツらの研究がある。その結果は、右ききはどちらの脳であっても、ともかく脳に損傷を生じたときに約三三％で失語の症状を生じるが、左ききではその率は約三九％であり、むしろ左ききのほうが脳損傷で失語が生じやすいことを示している。このことから左ききでは左右両方の脳が言語機能をもつために、脳に損傷を受けると失語が生じやすくなると予測できる。

しかし、左ききが失語の症状を生じやすい一方で、両方に言語機能のあることが障害からの回復を容易にする利点もありそうである。事実、失語症患者の臨床研究はこのことを裏付けている。先に紹介したエカンらの研究における、損傷後の機能回復過程に関する検討では、左ききの場合は脳損傷による障害の多くが一過性であることが示されている。たとえば、左ききの言語表出の障害は五〇・〇％の出現率であるが、障害が固定化したのは九・一％に過ぎなかった。しかし右ききの場合、左脳損傷で三三・七％に言語表出障害の出現があり、固定化した率は二六・四％とその割合は高かった。エカンらはこのような結果から、「左ききの脳は障害への抵抗力は弱いが、受傷後の再構成能力は優れており、右ききの脳の言語機能とは異なっている」とした。

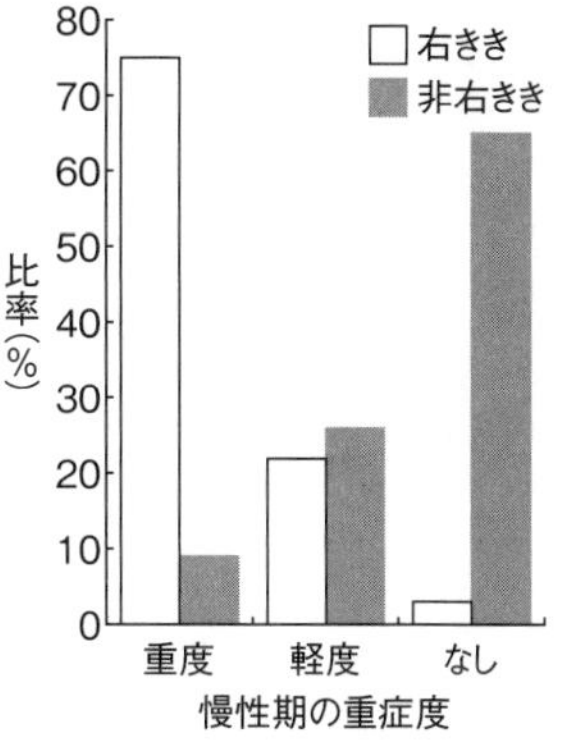

図6-4　きき手と失語症状の経過

Luria, 1947 を参考に作成。

このようなきき手による脳損傷後の機能回復の違いは、旧ソ連のルリアが指摘するところでもある。図6－4はきき手と失語症の機能回復との関係を示したものである。左ききでは、「失語なし」と「軽度の失語」の占める割合が高いのに対して、右ききでは低い。

このように、きき手によって脳損傷による失語が発症する確率は異なることと、失語からの回復状況は異なることがうかがえる。少なくとも左ききの脳は右ききの脳と同じではないと結論できることになろう。

左ききの触覚機能

ラテラリティ研究には視覚や聴覚機能に関係したものが圧倒的に多いが、触覚や嗅覚などほかの感覚機能についても報告がないわけではない。ここでは触覚機能について見てみよう。触覚は平衡感覚などと同じように人間にとって基本的なものと考えられるが、きき手による違いはあるのだろうか。

触認知実験の一般的なラテラリティ研究法では両手に同時に触刺激を提示して、触っているのがどの図形かを選択肢から判断させ、このときに、右手の成績がよければ左脳優位、左手の成績がよければ逆に右脳優位と解釈される。片手で触刺激に触れて左右手の成績を比べることも行われる。随意的・能動的に触認知をする場合と受動的な方法で触認知される場合は使用される神経伝達路が異なり、前者では左右手と左右脳の体性感覚野の経路はほぼ交差しているとみなせるためである。

このような研究法により、バーニィらは右ききでは左手優位、左ききでは右手優位という結果を報告しており、きき手で触認知の成績は異なるとしている。この実験は、手のひらに一定の圧力で刺激を与える装置を用いて、触刺激の方向（傾き）の認知を求める受動的な触認知である。とくに親に左ききがいる左ききの場合、左手優位を示す割合は低く、右手の成績が有意に優れていた。

能動的な触覚認知について左ききと右ききとの違いを検討したイタリア人の研究もある。この研究は私たちの右ききでの実験を追証したものなので、まず、そちらから紹介しよう。この研究では、刺激は三・〇ミリメートルの厚さのベニヤ板を五・〇センチメートル程度の幾何学図形に切抜き、それをタイルに張り付けたものであった。片手だけが入る装置をつくり、一番目に提示する図形と続いて同じ側の手に提示する二番目の図形とが同じかを答えさせた。このとき、一番目と二番目で図形の向きを変えない条件と、二番目の図形に九〇度、一八〇度、二七〇度の回転を加えて提示する条件とを設けた。同じ図形であれば向きが異なっても同じであると判断するように求めたのである。これは、イメージ上で図形を回転させる心的な操作が必要となるようにしたためである。私たちの右ききでの結果は心的回転を必要とする条件で左手の成績が優れるというものであった。これは、図形のイメージ操作に右脳が関与するからであろうとした。

前述のイタリア人は、この実験に左ききの被験者を加えて追試したのである。実験のやり方は私たちと同じであり、結果も右ききは心的回転を加えない条件では左右手に差がなく、心的回転を加える条件では左手優位となり、私たちの結果と同じであった。しかし、左ききについては右ききと異なる結果が示された。それは、心的回転の有無に関わらず、左右手間の成績に差異が認められないというものであった。また、左ききは心的回転のある条件では右ききよりも成績がよかったのに対して、心的回転が含まれない条件では逆に右ききよりも成績が劣っていた。これは、左ききの場合、右脳と同じ程度に左脳でもイメージ操作ができることを示している。右ききの場合には触刺激のイメージ表象を操作する機能が右脳にしかないために、心的回転を必要とする条件では左ききよりも劣ると解釈できる。

左ききと右ききの被験者でランダム図形の触認知を比較したニッセンらの報告もある。彼らの実験でもきき手による違いが見られたのは遅延再認条件、つまり、一番目の触刺激に触れてから二番目の刺激に触れるまで時間をおく条件においてであった。左ききはこの条件で右ききより成績が劣っており、触刺激によってつくられた記憶痕跡が壊れやすいことを示すことになる。

きき手と触覚機能の関連を調べる研究はそれほど多くないために、視覚や聴覚で議論のあった、きき手の強さの影響や家族性による影響の検討はまだ行われていない。実験手続きは簡単なのだが、視覚や聴覚に比べて実験に長い時間を要するので、面倒な実験を敬遠しがちな近年の若い研究者からは嫌がられているということなのかもしれない。大勢の関心が集中しないニッチ（すき間）を探すのも賢明な生き方だと思うのだが。

左ききの脳画像——その形態学的特徴

昨今の「脳トレブーム」は、脳科学研究の目覚ましい進歩からもたらされる知見、高齢者人口の増加、廉価なゲーム機の販売など、いくつもの要因が関わっているが、その中でももっとも重要な貢献をしたのは東北大学の先生による前頭葉の脳画像データの提供であろう。この先生の研究を紹介したジャーナリズムや一般社会では、言語パズルや計算などの際に活性を示すPETやfMRI画像から、それらを行うと若年時の前頭葉機能を取り戻せると思い込んでいるふしがある。将来の年金がはなはだ心もとない社会情勢と相まって、ボケるわけにはいかないと考える、中高齢者の強迫観念を刺激したことが一大ブームの背景にあるのだろう。

知的な活動をすれば前頭葉が活動するのはあたり前で、ゲームに熱中することが中高年者の脳機能低下の予防に直結するとは考えないが、その理由の説明は別に譲るとして、脳画像のインパクトの強さを否定するわけにはいかない。

脳画像研究は一九七〇年代から急速な進歩を遂げている。糖分などの脳内での消費状況や磁場の変動を計測して、それを画像で表現する技術はコンピュータ工学の進歩と連動している。最近では一九八〇年ごろまでの脳画像データへの信頼性が疑問視されるなど、画像での表現精度は日進月歩の状況にあるとしても過言ではない。

脳画像研究法の利点は、なによりも生きている人間の脳の形態や機能を計測できる点にある。一八六一年にブローカが報告した、失語症患者の左下前頭回が欠損していたことは死後剖検からでしかわからなかったころからすると、想像もできない研究法の進歩である。当然のことながら、この脳画像研究法を用いて左ききの脳についてのさまざまな検討が行われている。一九九四年から二〇〇六年までの、主要な学術誌に発表されたきき手と脳の形態学的特徴を調べたものをかいつまんでみると以下のようになる。

まず、大脳皮質半球の脳葉サイズについてである。これは双生児の研究によるもので、右ききの双生児の脳葉は前頭部と側頭部が右方向にシフトし、頭頂部から後頭部にかけては左方向へシフトする図5－4左のような非対称性を示すのに対して、非右ききの双生児の場合にはこのような非対称性がないという。非右ききでは側頭部が対称的であることが報告されている。

大脳皮質の脳葉とは人間の脳の頭蓋骨の直下にある神経細胞の層のことであり、袋詰めのうどんのように見える部分で、進化が一番進んだ人間では下等ほ乳類やは虫類に比べて面積が広い。

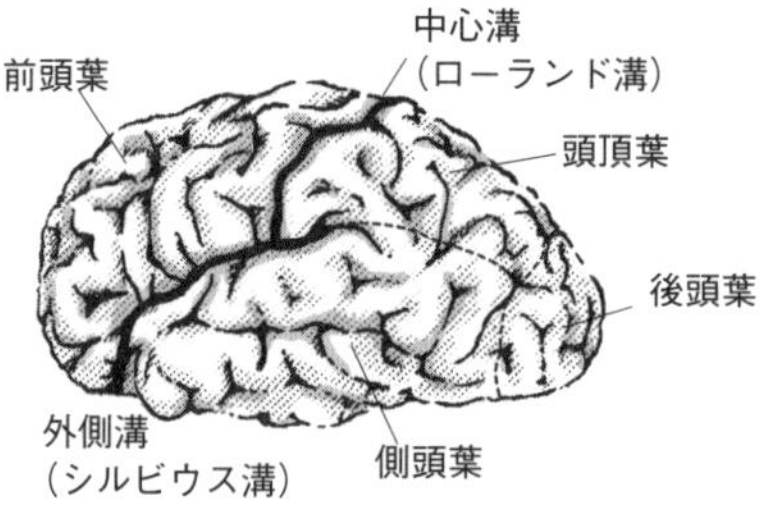

図 6-5　主要な溝を基準に脳葉の部位が表現される

大脳皮質は狭い頭蓋骨の中に押し込められた形になっているので、溝や盛り上がった部分ができることになる。解剖学では、くぼみを「溝」「裂」と呼び、盛り上がった部分を「回」と呼ぶ。図6−5に示すように、主要な溝に名称がついており、それを基準に前頭葉、頭頂葉、側頭葉、後頭葉の部位に分けられている。

　脳葉の溝のサイズでも、言語領域に近接している中心溝は、男子の場合右ききは左ききよりも左脳の中心溝が深いことが見いだされ、左ききでは逆に右脳の中心溝が深いことが報告されている。女子ではこのような差異は見いだされておらず、脳の形態学的特徴に性差があることを示唆している。

　左右の大脳半球を下部で支え、大脳半球間を相互に情報連絡する一億本以上の神経線維からなる脳梁については、きき手による違いがあるとする報告と否定的な報告が相半している。差異があるとする報告では、非右ききが右ききよりもそのサイズが大きいとするものが多い。女子は男子よりも脳梁のサイズが大きいことが知られているので、差異があるとすれば左ききが大きくなることは予想できる。というのは、ラテラリティ研究では女子と左ききで類似性が高いことが知られているからである。

　神経細胞の線維からなる白質のサイズについて検討した研究もある。最近の脳画像研究法は脳の底部にある組織まで検討できるように進歩しているのである。図６－６は右ききと左ききの男子青年の結果を私が書き直したものである。右ききは左側への非対称性が左ききよりも顕著なことがわかる。灰白質の右側への非対称性についてきき手群間の有意差はないとしている。このようなきき手群間の違いは、言語機能だけでなく運動機能においても差異が生じる可能性を示唆している。

側頭平面は言語をつかさどる傍シルビウス溝に位置する上側頭葉の後部（図６－５参照）にある部位である。左右脳は解剖学的に差異がない対照的な形態であるとされてきた常識を、一九六八年にゲシュヴィンドらがくつがえした有名な報告にある部位であり、言語機能の左右脳の非対称性を担保するものとされる部位である。右ききの程度が弱くなるにしたがって左右脳の側頭平面の非対称性は小さくなるとする報告がある。

以上のように、最近の進歩した脳画像研究からは左ききと右ききの脳に形態学的な違いが存在することを指摘する報告が増えており、脳画像技術の精度が上がればさらにその傾向

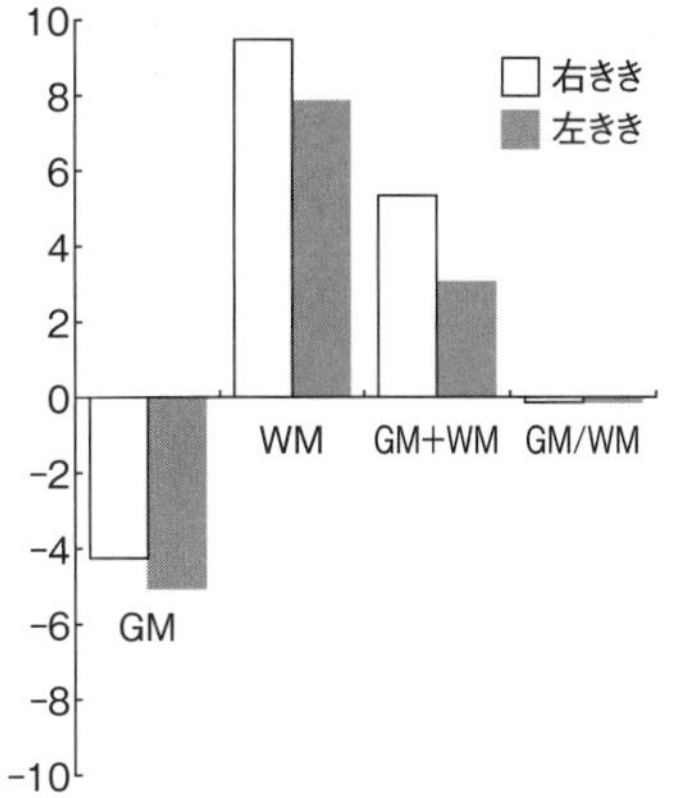

図 6-6　灰白質（GM）、白質（WM）のサイズときき手

左脳マイナス右脳の数値が縦軸に表してある（Herve, et al., 2006 より作成）。

は強まるのではないかと予想される。

きき手と脳画像——その機能的特徴

脳画像研究でのきき手についての「機能差」を調べている研究は、じつのところそれほど多くない。これは、大脳皮質の運動野の活動に左ききと右ききでは顕著な差異がないためであろう。一般に、学術研究では差異が見られたという報告が取り上げられることは多いが、差異が見られなかったとする報告や、仮説を裏付けられなかったデータは表に出てこない傾向がある。科学的な論理を重視すると仕方のないことなのかもしれないが、褒められたことではない。適切に実施されたネガティブデータの提示の重要性は看過されるべきではない。

一九七〇年代に日本人の脳機能の特殊性を主張する研究がブームになったことがあるが、その否定には二〇年近くの年月を要している。私も学術誌（*Brain and Language*）にはその主張を否定する研究を掲載したりしたが、風にそよぐ柳のようなものであった。そんな英文論文などに目を通して科学記事を書くほど、ジャーナリストは暇ではないといわれそうである。追試実験で同じデータが出ないとしても、その追試条件の厳密さが問われたりすると、否定的なデータが大量に報告されない限り、誤った研究でも完全に主張を葬り去ることにつながらない。第一、よほどのことでない限り、他人の主張を否定するためだけに実験や調査を行いたいと動機付けられる研

表6-1　きき手別に検討された脳機能画像研究

著者	差異の有無	課題	対象者のきき手	測定方法
Dassonville, et al（1997）	×	指の運動	左：6，右：18	fMRI
Volkmann, et al（1998）	×	指の運動	左：5，右：5	MEG
Solodkin, et al（2001）	×	指の運動（単純）	左：6，右：7	fMRI
Solodkin, et al（2001）	○	指の運動（複雑系列運動）	左：6，右：7	fMRI
Lewis, et al（2006）	×	動物の鳴き声の聴取	左：20，右：20	fMRI
Lewis, et al（2006）	○	片手使用道具音の聴取	左：20，右：20	fMRI

究者はいない。正確な科学情報を一般人にわかり易く説明できるジャーナリストの育成は今日的要請であるといい出すと、概算要求の話ですかといわれそうなのでこの件は筆を置くことにする。

私が行った一九九四年から二〇〇六年までの電子データベースによる文献検索で、きき手に関する脳機能差を検討する目的で行われた脳画像研究は、表6－1に示すものだけであった。きき手に言及している脳画像研究はそのほかにもあるが、きき手と脳機能差を検討する目的の研究では同じ条件を左きき群と右きき群で比較する実験計画が採用されることが望ましく、表6－1はその基準を満たす脳画像研究である。数が少ないので個別に見てみよう。

ダソンビルらは一次運動野、前運動野、補足運動野など六部位に焦点をあてて、左右手指の運動時の脳活動を測定した。一次運動野は動かした手の反対側で活性化が顕著であったが、それ以外の部位では有意な活性は見られなかっただけでなく、きき手群間での違いも見られなかったという。ボルクマンやソロドキンの研究結果もおおむね同様で、左ききと右ききで運動野の活動に差異は見られないとする結論で一致している。ただ、ソロドキンは、単純な指の運動ではなく、複雑な系列運動をすると補足運動野や帯状束近傍で右ききよりも左ききの脳活性化の程度が低いとしている。補足運動野や帯状束近傍とは、一次運動野が筋運動命令を最終的に視床に伝える前の運動プランの作成に関係が深い脳部位である。運動行為は単に一次運動野が働くだけでなく、動機付けに一番適切に対応する行動プランの選択・構成プロセスに関係した階層性がある脳の複数部位が関与する活動なのである。なお、表6－1にあるボルクマンの研究でMEGとあるのは脳磁図のことで、一一二チャンネルで脳全体の活動を計測した脳画像研究法のことである。

運動野でのきき手の違いは立証されていないと考えられるが、言語機能関連の研究では違いが報告されている。表6－1には掲載していないが、スザフラスキーらは五〇名の非右ききを対象にfMRIで言語聴取時の脳活動を測定している。一般に、脳画像研究での機能画像は統制条件時の脳活動と、なんらかの課題を行っているときの脳活動の差分を表現する。差分が大きいと濃い赤色などで表現し、差分が少ないと青色などで描くのが普通である。この研究では、音の高低判断を統制条件として、実験条件で聞かせた単語が動物名か否かを判断する意味判断条件との脳活動の差を検討したのである。その結果、以前の右ききでの研究とは異なり、意味判断条件では七八％の対象者が右脳優位、一四％が左右脳間に差がない、八％が左脳優位となったとしている。この比率はラテラリティ研究で左ききの言語機能について報告されているものとほぼ一致している。

聴覚機能についての脳画像研究では興味深い報告が行われている。その実験では二〇名の右ききと二〇名の左ききを対象に、動物の鳴き声を聞かせたときと、金槌で釘を打つ音や鋸の音など片手で使う道具が生じる音を聞かせたときの脳活動を比較している。すると、頭頂葉の一部を含む脳の後下部での活性化が右ききでは左脳で、左ききでは右脳で大きいという違いが見られた。側頭葉後部の中間部の活性化は左右脳で同程度であり、きき手による違いは見られていない。動物の鳴き声での活性化は両半球の聴覚皮質で著しいものがあったが、きき手による違いは生じていない。

道具の発する音を聞くと、実際は運動しなくともその道具使用に対応する脳部位の脳活動が生じている。その音を聞くとイメージによって脳活動が生じることは、運動行為は必ずしも必要ないことにつながる可能性を秘めている。脳活動の増進を図るべく、日夜懸命に指先での運動に取り組んでいる人びとにとっては気にかかることであろう。

第7章　きき手はいつ現れ、いつ決まるのか

きき手が何歳ごろから確定するのかについては、かなり古くから研究が重ねられてきた。たいていの場合、親が子どものきき手に関心をもち、きき手を変えなければならないのかと悩み始めるのは、子どもがおもちゃを取り上げたり動かしたりするころで、片手での動作が増える幼児期である。

一九三〇年代のアメリカにおけるきき手の縦断的な研究（同じ個体を追跡していく手法）では、五歳ごろにきき手が確定すると結論づけているものがほとんどである。それらの研究は特定の乳幼児の日常生活を継続して観察する方法論にもとづいており、左手を使う時期、右手を使う時期が交互に出現し、五歳ごろにどちらかに収斂するというものが多い。しかしながら、近年のヘパーらの研究では、非常に早い時期から一方の手を選択的に使用する傾向、すなわちきき手が出現しているという。超音波診断で胎児の手指運動を観察すると、胎児が指吸いをした場合、口元に手を動かす行為は左手を使用する胎児の割合が約八%と成人の左ききの割合に近似している。これは、きき手が非常に早い時期から、片側半球の運動野が優れるようにプログラムされていることを示唆しているが、その後の研究でも支持されている見解なのであろうか。戦前のアメリカの研究での、五歳ごろまできき手は決まらず変動するという観察は、五歳までならばきき手は変更が可能とする考え方を支持する。いずれにしても、きき手が発達の早い時期に存在するが否かは、きき手の矯正に関連する重要な話題である。

胎児にもきき手はあるのか

人間の寝る姿勢は「まっすぐ仰向け」「右側に顔を向ける」「左側に顔を向ける」のどれかが多い。うつむけに寝るという人もないではないが少ないようである。このような寝相あるいは頭位がパーソナリティと関係するという、一見もっともらしい話を目にしたことがあるが、科学的な根拠を見いだすには時間がかかりそうである。

さて、赤ちゃんを寝かせるとしばらくは真上を向いているが、左右どちらかに顔を向けてしまうことが多い。その際に右を向いてしまうのが大多数であるという報告がある。ホプキンスらによれば、生後一時間以内の赤ちゃんが指を口にもっていく行動は顔を向けた側と一致している、すなわち右側を向いて右耳が下になる姿勢の赤ちゃんは右手の指を口にくわえるというのである。なにやら、きき手との関係を示唆するような話である。

きき手が胎児期にすでに明確に出現しているというのであろうか。生後一時間の新生児での指吸い行為の話なので、もし事実ならば、母体内にいた一時間前までの胎児の期間ではどうなのかが知りたくなる。ホプキンスらによれば、三〇週齢のあたりから胎児の頭位は左右側のどちらかに偏る行動が生じ始め、三五週齢ごろには右側を偏好使用するように定着するというのだが、このような胎児の姿勢と指吸い行為を縦断的に調べた研究がある。

表 7-1　妊娠後期の胎児の頭位と手の運動の左右差

対象児	36週齢の頭位の頻度			きき手係数	38週齢の頭位の頻度			きき手係数
	左側	正中	右側		左側	正中	右側	
胎児 1	31	0	0	−1.0	31	0	0	0.00
胎児 2	0	2	29	−0.71	0	0	31	−1.00
胎児 3	31	0	0	1.00	28	3	0	1.00
胎児 4	0	1	30	1.00	0	0	31	1.00
胎児 5	19	11	0	−1.00	0	4	26	−0.23
胎児 6	20	11	0	−1.00	−	−	−	−
胎児 7	7	17	3	1.00	0	0	31	−1.00
胎児 8	0	30	1	−	0	0	31	1.00
胎児 9	0	9	22	1.00	0	21	7	0.00
胎児10	0	0	31	−0.14	−	−	−	−

オランダのデブリーズらは、胎児（男子四例、女子六例）を対象に一二週齢から三八週齢まで四週ごとに縦断的に超音波診断を行って、胎児の姿勢や指吸い行為を観察した。超音波測定は一五分間行い、三〇度以上横に傾斜した場合を基準とするなど厳密な基準を設けて分析を行った。その結果からは、同時に両手が動くという動作が普通なのに、一二週齢になると片手だけを動かす動作が出現していること、三八週齢で両手での動作から片手での動作が定常化することが明らかになったとしている。三八週齢ごろには個体差が明確になり、右手の片手動作が多い胎児と左手の片手動作が多い胎児に分かれてくるという。

表7－1は彼らの論文の資料をもとに私が集計した、頭位ときき手との関係をまとめたものである。ここでのきき手係数は右手をすべて使う場合はプラス一・〇で、左手ばかりという場合はマイナス一・〇となる。

この結果からは、片手動作が明確に出現する三八週齢でも右ききは八名中三名であり、左ききが二名、差がないが三名となっている。これは母体内での胎児の片手動作が、成人で議論されるきき手とは対応しない性質のものであることを示しているように考えられる。つまり、胎児期にすでにきき手が決まっているという考え方は支持されないことになる。

また、この表からは左右どちらかに顔を向ける傾向は個人レベルでは確かに定着するが、その頭位の左右側ときき手との関係は明らかではない。この研究ではホプキンスらの研究で一五週齢ごろから見られたという胎児の指吸い行動は、二七四場面の記録の分析では一回しか生じなかったという。これらの結果からは、どうやら胎児期には大きな個人差が存在しており、超音波での胎児の行動の分析による研究法では、頭位と手の行動との関係に信頼できる証拠はまだ見つかっていないとするのが妥当なように思える。

乳幼児にきき手はある

赤ちゃんは生後五カ月ごろから身近にある物体に手を伸ばし、それを摑もうとする動作を頻繁に見せるようになる。発達心理学の教科書には、発達の原理として身体の中心から末梢へ、頭部から末端へという人間の発達における方向性が指摘されるが、対象物へ正確に手腕を伸ばす行為（リーチング）が先に発達し、それに続いて対象物の把握や手指での操作（マニュピレーション）が可能になるという順に進む。

リーチングとマニュピレーション動作は、言語の起源にまつわる理論において重要である。類人猿が左手で身体を支え、反対の側の右上肢でマニュピレーションをするようになり、右上肢の動作をつかさどる左脳の運動野の発達が言語を生み出したとされる。リーチングとマニュピレーション動作の発達は、人間のきき手を論じる際に不可欠な話題でもある。

アメリカのヒノジョーザらは、生後七カ月〜一一カ月の赤ちゃんについてリーチングとマニュピレーションを縦断的に観察した研究を報告している。この研究での結論は、従来の二つのきき手発達理論を折衷した考え方を提唱するものとなっている。まずは従来のきき手の発達理論について紹介しよう。

一つはキンズバーンやウィテルソンらによるもので、「生得説」あるいは「不変説」と呼べるものである。この考え方は、大脳半球の機能は遺伝的に規定されているために、きき手やきき手の強さは生後の発達過程で変わるものではないとするものである。したがって、脳機能の左右差やきき手が出現するのは、当該の機能が遺伝的に成熟期に入り顕在化するとみなすのである。つまり、リーチングが発達段階として可能になるころには、遺伝的に決められた左右差の程度も規定される。したがって年齢が進むにつれて変化するような性質のものではなく、マニュピレーションが可能な発達段階になれば遺伝的に決められた側の手が偏って使用され始め、その程度は変化しないということになる。

二つ目の考え方はレネバーグやスプリーンらが主張するもので、乳幼児期では左右半球に機能差はなく等能力であるが、発達が進むにつれて次第に機能差が現われ、拡大し続けて思春期ごろまでに完成に至るとする「段階的発達理論」である。したがって、きき手も乳幼児期には見られずに段階的に顕在化し、成熟とともに機能差が明らかとなるという考え方である。乳幼児期には左右脳機能に差異はないとする考え方は、一九八〇年代に行われた多くの研究で否定的な証拠が報告され、一九九〇年ごろからはやや分が悪いとみなせるものである。

これら二つの考え方の折衷的な、第三の考え方は段階的発達理論の修正版とでもいえるもので、しばらく分が悪かった見解がリベンジし始めたようにもうかがえる。ミッチェルらのこの考え方では、段階的発達理論が前提とする発達初期に左右機能はないとは考えず、若干の左右差の存在を想定する。しかし、成熟、つまり生物学的な要因だけでなく、それらに加えて個人の環境との関わり方を重視する。

この考え方によれば、新生児でも若干の左右差はあると考えるので、たとえば右手で物を摑むことが相対的に多い状態で把握動作が出現することになる。把握動作は操作という、より複雑な動作が発達的に可能になると強められ、簡単な操作での右手の使用経験は、より複雑な操作動作が発達的に可能になることで強められるという具合に、経験によって強化されながら両手で事物が操作できる場面での右手使用を促進すると考える。この考え方ではより複雑な動作へ関わる経験という環境との交互作用がないと、下位の動作での偏りのある手の使用は強められないし定着しないことになる。

少しわかりにくい説明になったかもしれないので改めて整理すると、ミッチェルらの考え方に基づけば、①七カ月の月齢でも把握動作や操作動作に使用手の偏りがあること、②七カ月の時点で見られた手の偏好的な使用は発達につれて不変ではなく、強められることになる。この考え方を支持する結果となった、幼児での縦断的な研究の具体は次のとおりである。

実験では二五名の開始時七カ月齢児が対象となった。全員が七カ月、九カ月、一一カ月の時点でくり返し同じ実験を受けた。対象児の赤ちゃんは母親の膝に抱かれてさまざまな大きさの人形を提示され、そのときの赤ちゃんの様子がビデオテープに記録された。摑む、もち上げる、振る、叩くなど二五種の動作について、どちらの手を使用するかが分析された。その結果、七カ月の時点で、一〇名はもっぱら右手を使用し、八名は左手を使用し、七名は一致した手の使用傾向は認められなかった。つまり、乳幼児期にすでにきき手傾向が存在したのである。問題は七カ月の時点と一一カ月の時点できき手傾向が強化したかであるが、結果は図7－1のようなものであった。縦軸はきき手傾向の強さを示し、正の値が右手使用、負の値は左手使用傾向を表している。

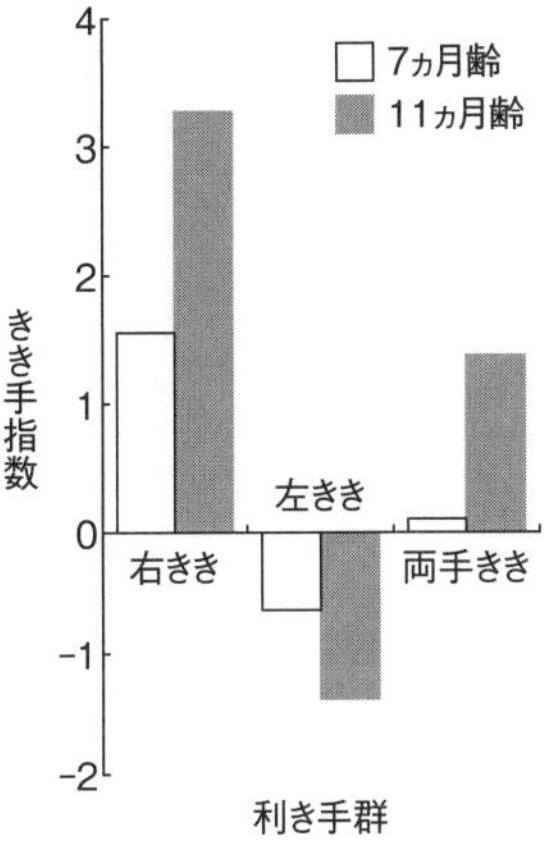

図7-1　乳幼児のきき手の発達

この結果からは、乳幼児期ですでに片方の手を偏好して使用するきき手現象が生起していることと、きき手の程度が加齢に伴って増大していることがわかる。したがって、第三の考え方が支持できるというわけである。

ある時期優勢な理論が否定され、その否定した理論がさらに修正されるというように科学的研究は進むのである。したがって、第三の考え方も今後修正される可能性を内包しているのであり、現在正しいとすることも、じつは相対的に見た結果であるということである。

きき手はいつ決まるのか

きき手が何歳ごろに確定するかは、かなり古くから研究が重ねられてきた。たいていの場合、親が子どものきき手に関心をもち、左ききを悩み始めるのは、子どもがおもちゃを取り上げて動かす片手動作が多くなるころからである。

きき手が何歳ごろに決まり、決まるまでにどのような道筋を辿るのかという疑問への対応は、人間の身体と精神機能の成長に伴う変化の様相を記述しようとした、発達心理学の古い話題の一つである。心理学研究が急激な広がりを見せた一九三〇年代以降のアメリカでは、ゲゼルらの著名な発達心理学者がこの種の研究を行っている。きき手発達の様相を縦断的に調べたゲゼルの古典的研究をまとめると、

〇〜一歳：左右手の偏った使用傾向は見られない
二〜三歳：左または右手を偏って使うが、混在している
四〜六歳：もっぱら片方の手を使うようになる
七〜一四歳：安定して一方の手を使う

というものであった。すなわち、発達初期にはどちらの手も同じように用いる時期があり、それが四〜六歳ごろにどちらか一方の手の使用に移行し、七歳以降はそのままとなり、きき手が決定することを示している。この研究でゲゼルは、①片手で物をいじる動作、②正面の赤い棒を握る動作、③正面にボールを吊したときの動作を手がかりにしている。

同じ問題意識は現代でも取り上げられており、最近マーシックらも縦断的手法できき手の発達を検討している。この手法は同じ個体を追跡するために長い時間や膨大な費用を必要とし、研究開始時の個体数はさまざまな理由から年月を経るにつれて減少する欠点をもつ。私もかつて三年間という短い期間であったが、大阪近郊都市の幼稚園児を対象に半年に一度の割合で認知課題を実施する研究を行ったが、一群三〇名で始まった研究は、親の転居などの事情で三年後には二〇名足らずにまで減った経験がある。ともかく大変な労力を必要とする研究方法なのである。

マーシックらは積み木課題で木片をつまみ上げる側の手、積み上げていく側の手を測定している。最終的には二八名の児童がすべての発達時点での測定を受けたとしている。課題は、一辺が二・五センチメートルの立方体を子どもの正面に一八個置いて、できるだけ高く積み木を積み上

表7-2　積み木をつまむ手と積み上げる手での右手の使用率（中央値とレンジ）

	1歳6月	2歳2月	4歳7月	5歳7月	7歳1月
つまむ手	75 (50-100)	56 (33-81)	80 (50-100)	57 (39-73)	74 (57-88)
積み上げる手	91 (54-100)	66 (40-84)	83 (50-100)	64 (55-80)	92 (70-100)

げるもので、その間の子どもの様子をビデオで撮影して分析した。その結果は表7－2に示すようなものであった。この結果では、右手を使う傾向が定まっているということはなく、使用率には増減があることがわかる。

このような最近の研究も六〇年前の研究と同じように、きき手の定着は児童期になるまで見られず、それまではたいていの子どもが左手を使ったり右手を使ったりする、どちらつかずの時期が見られることを示唆している。つまり、一九三〇年代の縦断的研究と同じように、左右手の片方への偏好はない段階、左手または右手を偏って使う傾向が同一の個体内で混在する段階があり、続いてもっぱら一方の手を使う傾向の段階が出現し、その後に一定して一方の手を使う段階へ、というような発達段階説を裏付けているようである。

マーシックらの結果は、六〇年前には五歳とされたきき手定着の発達年齢がさらに遅くなっている可能性を示唆している。幼児期に親は自分の子どもが左ききではないかと考え、慌てて右手にもち変えさせたりするが、三歳から七歳ごろまでの間に手の使用側を親が注意して変更すれば可塑性は残っているということかもしれない。

しかし、近年の研究には非常に早い時期から一方の手を選択的に使用す

表7-3　超音波診断による胎児の示す指吸い行動

	15〜21週齢	28〜34週齢	36週齢〜	全体（N＝274）
右指	71	88	93	252（91.9％）
左指	10	4	8	22（ 8.1％）

Hepper, et al., 1991を参考に作成。

る傾向、いわばきき手が出現しているとする報告も少なくない。たとえば、ヘパーらは超音波診断で胎児の手指運動を観察している。口元へと手を動かす胎児の指吸い行動を一五分間観察し、左右のどちらの手が多いかを調べたのである。胎児はすべて単胎での正常分娩に限られている。表７－３は人数を表しており、左手の使用が約八％と成人での左ききの割合に非常に近似していることに注目されたい。

このような結果は、きき手は非常に早い時期にプログラムされたものであり、きき手と反対側の大脳半球運動野の機能はもう一方の大脳半球運動野の機能より優れるようにプログラムされていることを示唆している。

戦前のアメリカにおける研究によると、きき手は五歳ごろまで決まらずに変動するという観察結果は、幼児の筋運動系の成熟が不十分であったために生じているのであり、五歳までならばきき手の変更は可能とする考え方を必ずしも支持するものではない。実際、三歳から一〇歳までの七一名の子どもにさまざまな片手動作を行わせてその成績を比べてみると、できるだけ速く細かい升目に点を打つような複雑な動作では、加齢に伴い筋運動系が発達するにつれてきき手と非きき手の片手動作の成績は拡大していくが、元来、右ききでなかったのに変更させた場合には、右手での複雑な動作（多くの場合学業成績に深い関連がある）を左手で行った場合よりも優れない結果を生じることがわかっている。

学習によるきき手と非きき手の機能差

きき手は一般的には質問紙で評定される。前述のように、エディンバラ大学のオールドフィールドが一九七〇年に作成したエディンバラきき手テストが有名である。片手動作を列挙してその動作を実行する際にどちら側の手を使用するかを尋ね、右手が多ければ右きき、左手が多ければ左ききとみなすという了解事項を前提にしている。その際、個人間で左手を使ったり右手を使ったりするのがばらつく動作を選ぶことが項目選定上で肝心なこととなる。さらには片手動作がきき手を評価される人の所属する文化でどのような位置づけにあるかも問題となる。たとえば、イギリス人に蕎麦をするときに箸をもつ手とか、拇印を押す側の手という項目は、きわめて稀な動作と考えられるので適当な項目とみなされない。また、ほぼ全員が右手しか使わないというような動作も適当ではないことになる。これらがH.N.きき手テストと呼んでいる日本人向けの検査を私たちが作成した所以である。

このような質問紙でのきき手検査は、片手動作での好み・選択の偏りを評価しているが、一般的にきき手という概念には一方の手の運動機能が他方よりも優れるという側面が含まれる。つまり、右ききは右手のほうが左手よりも力が強いとか、器用といった側面があるということになる。

このような側面からきき手を測定しようとする研究者にイギリスのアネットがいる。彼女は実際に動作をさせて、その結果からきき手を測定することにこだわっている。

第4章でも紹介したが、彼女が使うのはペグボードで、小さな棒ピンを片手で移動するという動作を取り上げている。彼女が使うペグボードの盤は、一五センチメートル離れた二列に一〇個の穴が開いている。片方の列に棒ピンが刺してあるのを一〇秒間、隣の列の穴に移動するという片手での作業の速さを測定するのである。偏好手と片手動作の検討から、正確さ、速さ、安定性などを含む動作が最適であるとしており、彼女はペグボードを偏愛している。

アネットはこのペグボード作業量の左右手間の違いをきき手の強さ（程度）とみなして、左ききの出現率や左ききと言語能力との関連などについて独自の理論を提唱しているが、ここでは、このペグボードを用いてきき手の発達が検討された研究を紹介する。発達段階が進むにつれてきき手の強さがどのように変わるのかが検討されているのである。

彼女たちはペグボード課題を三歳児から五〇歳の成人に実施して発達的変化を検討した。その結果、年齢が増すにつれて作業量が増加することや男子の左手での作業量はすべての年齢群で女子よりも優れること、女子は一〇歳まで右手の作業量が男子よりも優れることなどを明らかにしている。ただ、左右手の作業量の差異が年齢とともに変化するかについて有意な変化は示されなかった。その後、類似した検討はいくつか行われているが、幼児期から児童期にかけて左右手の

表7-4　発達的に見たペグボード課題での左右手の成績

年齢群	左手	右手	ラテラリティ係数
5- 7歳	14.1	12.4	6.4%
8-10歳	12.8	10.6	9.2%
11-18歳	9.2	8.2	3.6%
19-24歳	8.3	7.8	5.1%

作業量の差異に変化は見られないとするものがほとんどである。つまり、右ききの右手の作業量と左手の作業量は発達につれて増加はするものの、その差異は不変ということになる。きき手などのラテラリティは遺伝的にプログラムされており、成熟によりいったん差異が顕現するとそれは変わらないということであろう。

しかし、ラテラリティが学習経験により影響を受けるという主張は一九八〇年代後半から次つぎと報告されており、不変という主張には疑問が残る。ラテラリティが学習経験で変化するという主張の嚆矢となった研究は、未学習の時期には単なる模様として処理されるため右脳優位であるアルファベット単語の視覚的認知が、英語学習が進んだ三年後には左脳優位になったというイスラエル人児童での実験である。これは音韻と図形との連合のためであることがその後の研究で明らかにされている。さらには、そろばん学習の経験が数の記憶処理に未学習者とは異なる様式、すなわち右半球の関与をもたらすことなども報告されている。

最近、発達過程で遭遇する学習経験により、左右手間の作業量、すなわち機能差に変化が生じている可能性がロイらによりもたらされ、私の疑問に対する回答が得られたので紹介しよう。

ロイらは五歳から二四歳の右ききを対象にアネットのペグボード課題を左手、右手で三回ずつ実施し、その作業量を比較している。その結果が表7－4で、左手での作業量と右手の作業量および算出したラテラリティ係数を表している。ラテラリティ係数は左右手間の成績の差異を表す係数である。

結果は年少の群でラテラリティ係数が年長群よりも大きいことを示しており、発達段階で左右手間の差異は不変というわけではないことがわかる。一一歳以降、右ききの非きき手である左手の成績は相対的に上昇しており、ここでの変化が原因と考えられる。加齢に伴う非きき手の使用経験の増加が背景にあるように思えるが、このようなきき手と非きき手の技能がどこまで接近するのか、どのような経験が決め手なのかなどの詳細なメカニズムまでは、現在のところ明らかにされていない。

第8章　左ききの矯正はよいことなのか

きき手研究の科学的な取り組みが始まったのは一九世紀以降である。その原動力となったテーマに「きき手を変える」があった。イギリス・ヴィクトリア時代の「両手きき運動」はその典型例である。両手きき協会をつくり、左右どちらの手も同じように使えることが大切だとした。

この時代背景にはブローカを始祖とする大脳病理学で、機能局在が提唱され脚光を浴びていたという事実がある。時代精神として左右の脳機能の違いとその反映である「きき手」を強調する風潮があった。両手きき協会の考え方は神経学者のサポートがあり、たとえば兵士の戦闘能力向上につながるという理由から社会運動化し、両手を使えるようになる訓練が行われた。

しかしこの運動は、実効性に乏しい結果しかもたらさなかったことや、左ききには発達上問題をもつ場合が少なくないこと、左ききの矯正（左ききは正しいものではないという価値観を内包する用語である）は子どもに吃音などを生じさせるなどが主張され、一九四〇年代までに急速に萎んでしまった。アメリカにおける左ききの割合の経年変化資料には、一九三〇年の二％強が一九七〇年では一一％にまで増加しているという報告があり、矯正への圧力が生半可なものではなかったことを物語っている。

歴史的には結論が出て自明とされる「きき手を変更すべきでない」への対応も、親世代の変化で薄れていくことを実体験することが多く、本章できき手の変更について取り上げることには意味があろう。

なぜ左ききを変えようとするのか

きき手に関するもっとも一般的な話題はきき手を変えること、具体的には左ききの矯正の可否にまつわる問題である。とくに幼児期の子をもつ親や教育に関係する人びとが強く関心をもつテーマである。私は最近二〜三年のあいだに、四種の全国紙、一般向け雑誌、ラジオの取材を次つぎと受ける経験をした。三〇年前に、はじめてテレビのバラエティ番組に出演したときのテーマが「左きき」であったことを振り返ると、親世代が交替してきき手の矯正についての知識が伝達されなくなっている証のように思える。

なぜ、このように世代の交代にあわせて何度もきき手の矯正が問題になるのだろうか。矯正とは「欠点を直し、正しくすること」と広辞苑にあるので、「左ききは正しくない」という前提があるようだが、なぜ正しくないとされるのであろうか。「隣り合ってご飯を食べるときに手と手がぶつかって窮屈だ」などというような単純な理由でもなさそうである。

歴史的に見て、多くの社会で左手の使用を禁止してきたのは、握手など公共の面では右手を、排便後の処理などの私的な動作には左手を使うことを社会の了解事項とし、衛生面での社会的混乱を排除する必要があった、などの説明が行われてきた。禁止される側の手を使う左ききは社会からの排除対象になったのであろう。

当然のことだが、多くの社会で忌み嫌う左手を使うことは、左ききを右ききに変えようという運動につながる。しかし、先に述べたように一九世紀の終わりに起きたこの運動は実らず終わったのである。この運動の結末は示唆するところが大きいので、簡単に紹介しておこう。今日でもまだ一部の親たちに信奉者がいると聞き及んでいる「幼児期に右脳を鍛えよう」という類の指摘は、科学的根拠がないことを示すことにも関係が深いからである。

もっとも組織的にきき手の変更に取り組んだのは一九世紀末、ヴィクトリア時代のイギリスでの「両手きき運動」であろう。この運動は、左ききの排斥というよりも右ききも左ききも両手ききにしようとするもので、「これからの人間は両手ききでなければならない」という主張のもとで起きた。現在の南アフリカで一八九九年に始まった第二次ボーア戦争で、いったんは勝利しかけたイギリス軍がオランダ農民に負け始めたころ、簡単に兵隊を補充できないイギリス軍が片手を負傷した場合でも別の手で銃を撃てればよいと考えたことに端を発するらしい。そのほかには「左ききが右手を訓練し、右ききが左手を訓練すれば左右の脳が調和的に機能し、性格も調和のとれたものになる」「左手でピアノを弾き、右手でスケッチをすれば人生は二倍楽しめる」などという理由も唱えられた形跡がある。

しかし、この運動はすぐに廃れてしまうこととなった。「両手ききが左ききや右ききよりも能力的に優れることはない」という解剖学者の報告や、「左右の手を同じ頻度で使っても両手ききになるわけではない」「左右手を交互に使って動作するという愚劣な訓練よりも自然に任せたほうが、気分的にずっと楽である」などの主張に負けたのである。

つまり、少しくらい片方の手を使ったところできき手が変わるものではないことが明らかとなり、一九二〇年代には「両手きき運動」は消滅したのである。二〇世紀の初頭では、むしろきき手の変更は悪いことであるという主張が強まり、アーリットが指摘するように「強制的なきき手の変更は発語だけでなく、読書能力などにも悪影響を及ぼす」といわれるまでになった。

このような歴史があるにもかかわらず、現在でもなお、大人になってからきき手を変えることを推奨するような報道がなされたり、幼児での左ききの矯正の可否が取り上げられたりする。科学が発展するために必要な条件の一つが知識の蓄積だとすると、こうした現状は少なからず問題であり、学術論文の作成に目を奪われて、知見を社会に伝えることを怠ってきた研究者の怠慢といわれても仕方がない。

少しくらい左手を使う訓練をしたところできき手が変更できない事実は、左手を使うようにすれば右脳が活性化し、初期のラテラリティ研究が指摘した右脳タイプの情報処理様式の増進や、創造性の発揮につながることなどあり得ないことを証明している。左手が腱鞘炎になる前にそのような試みは考え直したほうが賢明であろう。

きき手を矯正することの効果

きき手のことを調べるようになってから約三〇年になる。当初はきき手のことに特段の関心があったというわけでもないのに現在も続けているのは、振り返ると不思議である。左ききであった父親や、現在は右ききなのだが直した形跡のある自分のきき手傾向などが潜在的に作用しているのかもしれない。

本書の執筆動機は、左ききの矯正に関する新聞記事に私の名前があったのがきっかけで執筆依頼を受けたことに起因している。個人的な印象だが、三〇年ほどの周期できき手が話題になる気がしている。世代の交代があり、以前にマスコミで取り上げられたことが忘れられてしまうことが理由のようだ。もっとも、きき手について一般的な関心が途絶えないことも背景にあるのだろう。きき手の研究に携わる者の影響力が弱いためであると非難されれば、それを甘受するしかない。ここでは矯正の是非について、無理にきき手を変えないほうがよいという考え方を述べたい。

幼児期にきき手を直したいとする父兄の願望は、右ききなのに左打ちに変えることでイチローのようなスーパーアスリートに子どもを育ててひと儲けしたいなどと考える不遜な親を除き、多くは左ききの子どもを右ききに変えてやりたいというものであろう。その理由には、学校に入って授業の際に文字を書くとき子どもが困るのではないか、ハサミなどさまざまな道具を使うのにわが子が不自由するのではないか、などの親心によるものであろう。

親心はいつの時代にも普遍なようで、実際にこのような背景から左ききの子どもを右ききに変えようとする試みが昔から行われてきた。とくに漢字圏でそのような研究報告が多い。果たして、うまく変更できるのであろうか。また、変更したことでなんらかの問題は生じないのであろうか。

きき手の変更を強制するやり方として行われるのは、幼児期に左手の使用が多いと気づいた親や祖父母が、幼児の左手に袋をかぶせて手指動作ができないようにする、左手を使うと罰を与える（手を叩く、抓る）などが普通で、いわゆる自発的な行動に対して負の強化（罰）を与えることで行動の生起を消去させる、心理学でいう「オペラント条件付け」の原理が採用される。右手を使ったから報酬を与えるという正の強化の方法もありうるが、採用されることは稀なようである。

いうまでもなく、負の強化は行為をした子どもにとって罰という有害刺激となるので、きき手を変えさせられる本人が不快な体験をすることになる。簡単にきき手の変更が成功しない理由の一つはここにある。

少し掘り下げて考えてみよう。随意的に手を使う行為は、なにかをしようという皮質下で生じた動機付けが前頭前野に運動プランをつくるように指令を送り、補足運動野で運動パターンがつくられ、一次運動野の錐体細胞が筋肉の共応動作を産出することにより表現されているのであり、皮質下の基底核が、前頭前野によってつくられるプランに合う運動プログラムを調整している。つまり、手の意図的な運動は、階層的に構成される運動野の細胞の高度に組織的な活動に準拠している。さらにこのような活動は自動化されたレベルにある。これらを簡単に変更できると考えること自体に疑問符がつけられるべきなのは当然であろう。適切なたとえかどうかわからないが、一所懸命に練りに練った活動計画を実行しようとしているときに、少々手を抓られたくらいで、簡単に止められるかということである。

実際にきき手を変更した場合の成功率や脳への影響を調べた研究があるので、簡単に紹介しよう。グオは、左ききを矯正する習慣がある中国で約一万名のきき手を調べたところ、左ききは〇・三%だが、両手ききは九%であったと報告している。この数字は左ききが完全には右ききになれていないことを示している。香港のフーサインは、大学生を対象とした調査から、書字にだけ右手を使うが残りは左手を使うという学生が三・二%の割合で存在しており、きき手の矯正がなされていること、さらにこのタイプの学生は手指運動の巧緻性が右ききの学生よりも劣っていたことを報告している。また、彼の研究では、きき手を左から右に変えた学生の視知覚での左右脳機能差は左ききと同じパターンを示したとしており、きき手が変わったとしても認知機能の左右脳の働きには影響が及ばないことを指摘している。つまり、書字や箸の使い方においてきき手を変更しても、脳機能はあまり影響を受けずにもとのままである可能性が強いことになる。

これまでに記述してきたように、きき手が出現するメカニズムについて、遺伝学的な考え方や、ホルモン学説、出産時のトラブル理論などから、論理的に考えればきき手の矯正は望ましくないということは、おわかりいただけると思う。しかし「それは研究者の議論であって、現実に子どもが将来困るかもしれないことを心配する親にとっては、簡単に了解できるわけではない」という声が聞こえてきそうである。実際に、左ききは習字の時間に苦労してかわいそうなどと聞いたこともあるし、世の中の道具は右きき用につくられているので左ききは不便であり、さらに左きき用の道具はおおむね高価であるのも事実である。

そのため私は頑固に、「きき手を絶対に変えてはいけない」とはいわないようにしている。環境の要因を重視するきき手理論に基づけば、すべての場合に同じような脳損傷やホルモン分泌の状態であるとは考えられず、個人差があろうと考えるからである。環境の影響が軽微な場合には、幼児期に親が指導することで左ききは右ききに容易に変更できるという場合もありえよう。また逆に、強固に指導しても変えられないという場合も考えられよう。

そこで、幼児期に本人が意識的に変更を嫌悪する場合を除いて、「右ききへの変更を試行してみてもよいと思います。試みられては如何ですか」ということにしている。その程度で左手を使う傾向が右手へと変わるのであれば、環境要因の影響は軽微であったとみなせると考えるからである。

ただ、きき手がどのような仕組みで生まれるのかを科学的に理解していただいて、無用な負担を子どもにかけることがないような子育てをお願いしたい。

きき手の矯正——ネズミの場合

このように、私はきき手を変更することの是非については、しない方がよいという立場である。最近のきき手の発現メカニズムの研究から、遺伝子により規定されるという理論と胎生期および出産時の環境要因を考える理論に集約できると思っているが、遺伝要因と環境要因の相対的な強度については関心のあるところである。

つまり、きき手を決める程度に対して遺伝要因が強力に働く場合には、人間で多数を占める右ききへと左ききを変更させようとする試みは困難度が高く、上手く達成されない可能性が高いことになる。しかし、それほど強いものではないというのであれば、きき手変更の試みの成功度は高くなり、ある程度変更のための訓練をしてもよい——たとえば左手でスプーンをもつ手をさりげなく右手にもち替えさせるようなくり返しが有効かもしれない——ことにつながるからである。

人間を被験者にしてこのような検討をすることは倫理上問題であるが、動物実験ならば可能である。ネズミでこの問題を取り上げた実験が行われているので紹介しよう。結論として、ネズミのきき手は発達初期の操作で、すなわち環境要因で変わりうる可能性があり、それは成人になってからも持続したというものである。

アメリカ・ニューメキシコ大学のタンらの研究である。実験はネズミを対象に行われた。まず、出産七〜一一日前の妊娠中の八匹のネズミを入手したところ、五二匹の子どもが産まれた。そこで、誕生一日目から実験群と統制群に分け飼育したのである。実験群のネズミの新奇状況に置かれるという初期経験は誕生日から四日間行われ、生後二一日を経過したのち、きき手実験を実施している。きき手実験の第一日目と第二日目は、両群ともにネズミが自由に餌をとれるような状態の実験装置で一日あたり八試行を実施した。

実験群のネズミと統制群のネズミとの違いは、誕生後四日間毎日三分間新奇な状況に置かれるという経験を与えるか、与えないかであった。実験群のネズミは生まれ育っている飼育箱から別の新規な飼育箱に移動させる初期経験をさせる。この初期経験の有無が統制群との環境要因の違いというわけである。もちろん統制群のネズミも実験群のネズミと同じように実験者がネズミの身体をつまみ上げる経験はさせている。

装置は図８−１上に示すもので、ネズミは片方の手でしか餌がとれない条件と両方の手の使用が可能な条件をつくれるものである（これは第五日目のイメージで、どちらの手を使うかを測定する条件の装置であり、どちら側の手を使っても餌がとれることを示している）。第三日目は、実験者が決めた側の手でしか餌がとれない試行を八回くり返した。いうまでもなく、各試行では匂いの要因や位置の要因が影響しないような配慮がされている。第四日目も片手でしか餌がとれないのだが、第三日目の最初の試行とは逆になるようにしてある。つまり、第三日目の第一試行で右手側に餌を置いた場合は第四日目の第一試行で左側に餌を置くというように、最初に使用した側の手という経験が後のきき手の決め手になる可能性を排除するため、細かい実験手続き上の配慮がされていたのである。ネズミは成人した時期に相当する半年後にも第四日目と同じ手続きの八試行が実施されている。

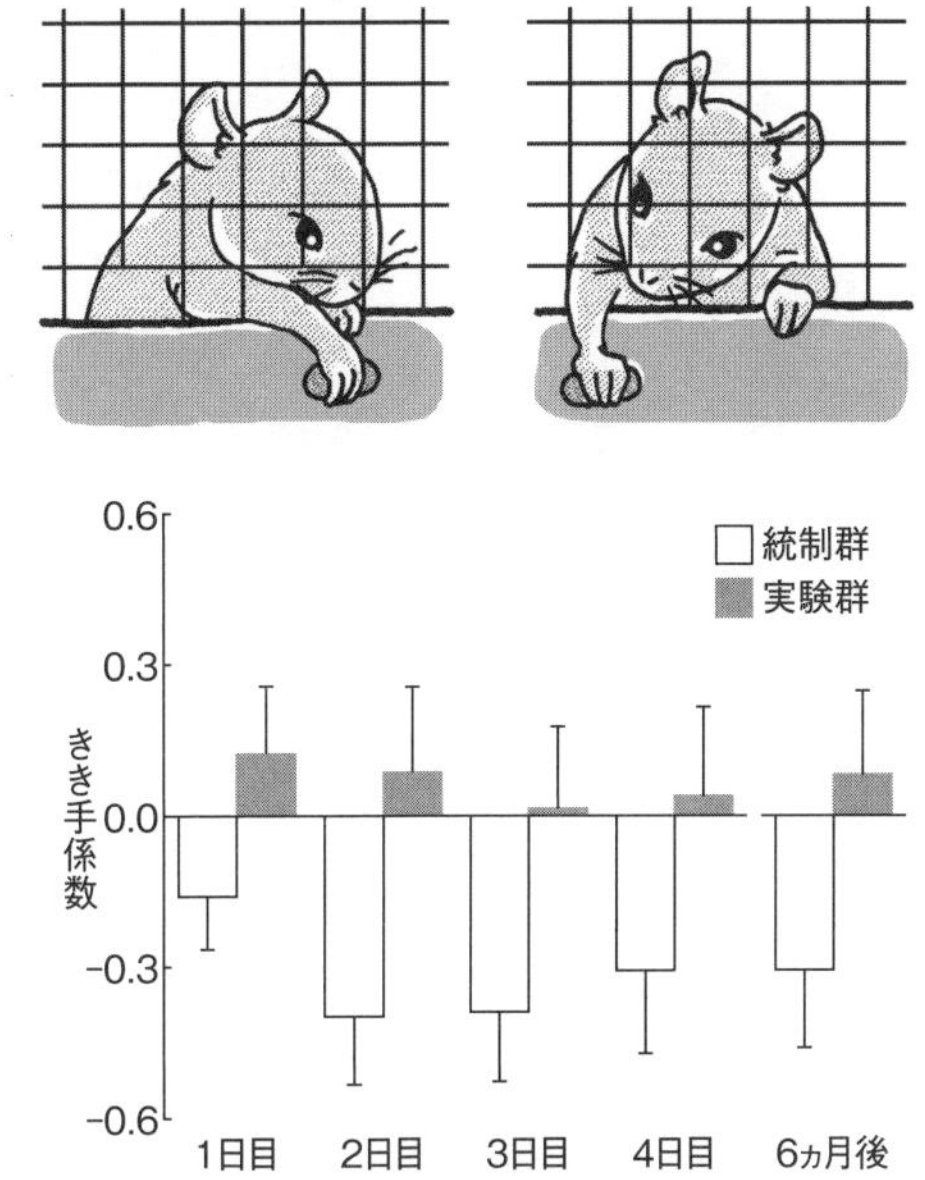

図8-1　ネズミのきき手矯正実験のイメージ（上）とその結果（下、マイナス値は右手が多いことを示す）Tang & Verstynen, 2002 を参考に作成。

さて実験群と統制群のネズミの餌をとる行為で使用した手はどのような比率となったのであろうか。その結果は図８－１下のとおりである。

　この図は使用した手の回数からきき手係数を計算したもので、プラスマイナス一・〇に分布し、マイナスは右ききであることを示している。第一日目から第四日目まで統制群のネズミは一貫して右手を多く使用しているのに対して、実験群のネズミはむしろ左手を多く使用する傾向がうかがえ、明らかに統制群とは異なる傾向を示している。この傾向は半年後の測定でも変化が見られなかったということである。

この実験群と統制群の異なる結果は、誕生初期に与えた新奇な飼育室に短時間移動するという環境要因が差異をもたらしたことになる。タンらは、新規な環境に置かれるという手続きが、選択的に右半球の海馬（皮質下にある神経核で、記憶や情動に関係が深いとされる部位）の神経学的可塑性を促進した結果であり、そのために実験群では左ききとなることが促進されたとしている。ザオらはネズミを新生児期に新奇性の高い環境に置くと、右半球の海馬の可塑性が長期にわたって持続するという研究結果や右半球の海馬のサイズが大きくなるという結果で説明しようとしているのである。

新生児期の新奇環境刺激の負荷が選択的に右半球の海馬の発達に関連するというのはタンらのグループの最近の主張で、まだ今後の検証が求められることはいうまでもない。少なくともネズミでは初期経験によってきき手の変更が容易に生じるのであれば、人間の場合にも発達の初期であればきき手の変更はあながち不可能ではないことになる。つまり、これまで考えられてきたほどきき手の変更は困難ではないことを示唆することになるが、ネズミと人間ではずいぶんと系統発生図でも距離があり、早急に結論が出せる話ではないとしかいいようがない。

きき手を無理に変えないほうがよいという私の意見は、きき手が発現するメカニズムを考えたうえでの理論的な帰結というだけではなく、きき手を若年時に変えた経験をもつ人の後年への影響からも明らかなのである。

きき手矯正の結末

ポラックらの研究は、高齢者に過去のきき手矯正の経験やその成功、失敗などを振り返って、そのことがよい効果をもたらしたかどうかを尋ねたものである。対象としたのは六五歳から一〇〇歳の一二七七名（平均年齢は七五歳）で、普通に社会生活を送っているカナダ人である。つまり、知的にも身体的にも健康に過ごしている高齢者が対象である。男子は四〇％で女子は六〇％の構成比になっており、元気な女性が高齢者に多いというのはカナダでも同じ傾向のようである。これらの対象者に対して個別にきき手、きき足などを測定したあと、きき手の変更歴や病歴、認知機能、現在の生活への主観的な満足度などを調べた大規模な検討である。

この検討の中で私がもっとも関心があるのは、きき手変更の履歴の有無およびその成功・失敗についての情報である。左ききで左手書字であったのを両親に変更させられたが失敗して現在も左手書字という場合も、変更させられて現在は右手で書字をしているという場合もある。左ききでもきき手矯正を強いられた経験がないという場合もあろう。

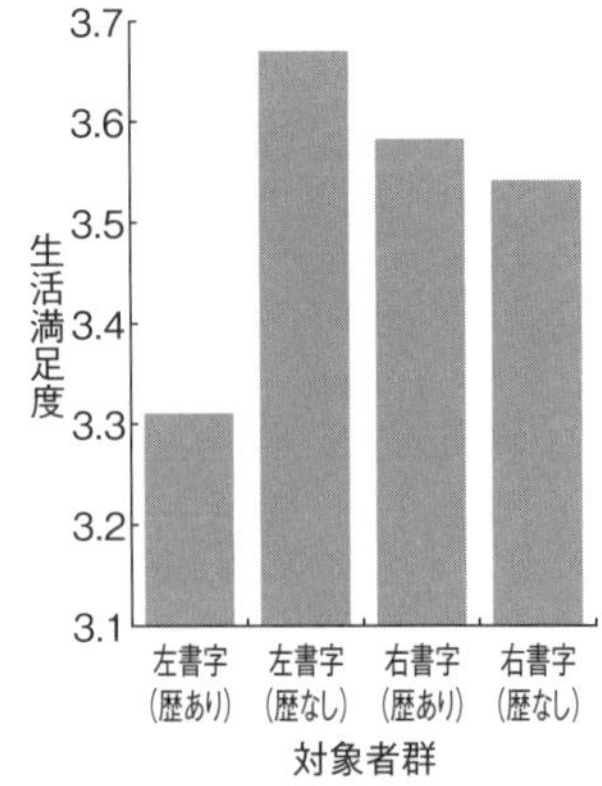

図 8-2　きき手変更歴と生活満足度

図8－2はきき手とその変更歴別に示した対象者らの生活満足度を示したものである。生活満足度とは、現在の自分の生活の過去及び現在の満足度の評価、生活の幸福度の評価、自尊感情尺度評価（自分が価値のある存在と思えるかの評価）、抑うつ尺度を総合して評定したものである。

その結果、元々左ききで、右手での書字に変更させられたが上手くいかずに現在は左ききであるという対象者の生活満足度は、それ以外の三群に比べて統計的にも差があるほど低いことを明らかに示している。

この結果は、子どものころに左手で書字をするのを、親が矯正しようとして、書字の手が変更できた場合は問題ないが、上手くいかなかった場合は生きていくうえで遭遇したさまざまな事象でストレスを感じ、したがって自分の人生はそれほどよいものとはいえなかったと振り返っていると解釈できる。つまり、無理矢理きき手を変えるのは止めにしないと、その子どもの老年期には不満が残るということであろう。もっとも、左ききで左手書字であったのを両親に変更させられたが、失敗して現在も左手書字という対象者は一七名、変更させられて現在は右手で書字をしているという対象者は一〇七名、左ききでもきき手矯正を強いられた経験がないという対象者は二九名と、それほど大きな母集団ではないことに留意しておく必要があろう。同時に、この数字から数十年前のカナダでも、左書字から右書字への矯正を試みた比率は八割以上であったことがわかり、かなり一般的な親の養育方針であったことがうかがえる。

ポラックらは健康度についても検討している。ここでの健康度は、転倒や転落事故歴、自己免疫に関係する病歴（ぜんそく、胃腸疾患、関節炎、糖尿病、皮膚病）、心臓疾患、高血圧、脳卒中、がんなどの病歴を総合評価したものである。その結果は図8－3のとおりで、左きき（左書字）で矯正履歴がない対象者は、一番健康度が高いという結果となっており、統計的にも差異が認められている。

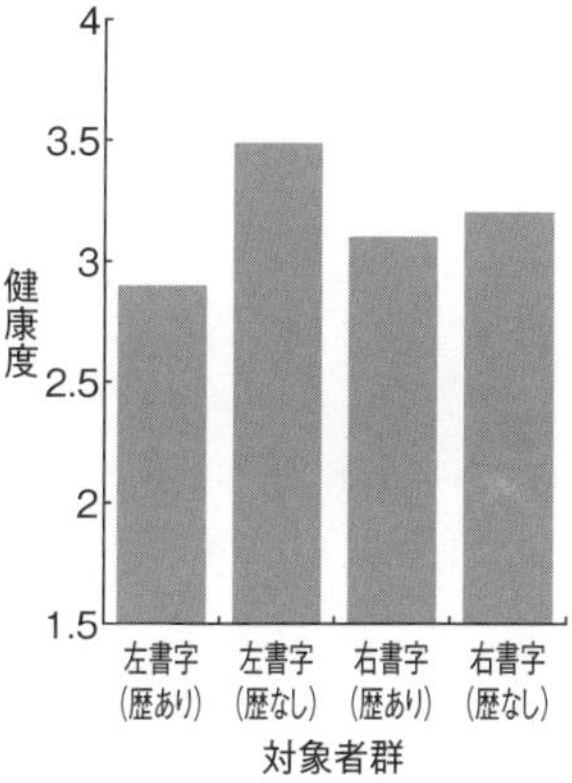

図8-3　きき手変更歴と健康度

もう一つの関心は、きき手を矯正した経験と後の認知機能との関連である。きき手を変えたために知的に不利が生じるようなことはなかったか、についてである。ここでの認知機能は語彙課題（事物の名前を正確にいえるか）、単語の記憶課題、文字系列完成課題（a－m－b－a－n－b－a－o－b－a－p－b－aの系列提示のときに、次の文字がmopqrの中からqが正解であると推論できるか）の三課題で評価したものである。結果は、全体として左ききの成績が劣るという傾向にあったが、左手書字（変更歴あり）、左手書字（変更歴なし）、右手書字（変更歴あり）、右手書字（変更歴なし）の四つの対照者群のあいだに差異は見られないというものであった。

この分析に用いられた三課題が認知機能を評価するものとして適切かどうかについては疑問のあるところで、さらなる検討が行われないと認知機能への影響を議論するわけにはいかないと思われる。このデータは住民検診で得た資料の分析であるが、少なくとも認知機能というからには、言語機能、注意機能、記憶機能、実行機能などを含んでいる必要がある。住民検診での認知機能評価の方法については、私も参加している名古屋大学のコホート研究（継続的な追跡調査）のほうが優れていると自負できるが、残念ながらポラックに異論を挟む分析はまだ行えていない。

再度、ポラックの研究の示唆するところをまとめると、きき手の変更を矯正されて変更が可能であった場合はそれほど後の人生で問題はないが、上手くいかなかった場合には問題をはらむ可能性があるということになる。上手くきき手が変更できるか、やってみなければわからないではないかという向きもあろうが、それはそのとおりで、だから無理に変えようとしないほうがよいという私の結論が導かれるのである。

第9章　動物にもきき手はあるか

「きき手は人間だけにある」というのは真実なのだろうか。人間の優越性を裏付けたいだけのわれわれの驕った考え方なのであろうか。本章の話題は、人間以外の生物にきき手が存在しているのかという問いに答えようとするものである。

近年の遺伝子研究は、遺伝子DNAはタンパク質のアミノ酸配列を決める情報をもち、これらの遺伝子情報は細菌から人間にいたるまですべての生物に共通であり、DNAの塩基配列が意味をもつ点で一致していることを明らかにした。われわれは、ゲノムのレベルでチンパンジーとヒトは九五%以上の一致があると指摘されても、その残りの五%が占める情報の意味は小さくないことを知っている。五%の差異が、言語、記憶、想像力、道具の作成、倫理などを担うわけで、この小さくない事実を確認することで、どこかに安堵する気持ちがある。われわれはどこかで自分たちとそれ以外の生物との連続性を忌避したい潜在的願望があるようである。その非連続性を立証するものとして、動物のきき手現象を調べ、言語の獲得ときき手の現象の成立起源との関係が指摘されてきたように思える。しかし、最近の生物学者の研究はこのことに疑問を投げかけている。

本章では、系統発生のいくつかのレベルにある生物のきき手現象についての話題を紹介しよう。

ニホンザルのきき手

言語がヒトに固有のものであるように、ヒト以外にはいかなる動物にもきき手は存在しないと神経学者のユングが三〇年前に断言しているが、果たしてそうであろうか。手の運動を支配するのはおもに脳の前頭葉であるので、たとえばサルにきき手がないとすると、サルからヒトへ連続的に進んだと考えられる脳の進化の過程で、きき手が突然出現したと考えることになり、それは不自然であるように思われる。そこで、サルのきき手研究を概観して、きき手が本当にヒトに固有のものかどうかについて考えてみたい。

サルは左ききであるという指摘が、一九世紀の終わりごろすでにオナガザルの仲間であるリーザスザルの脳を調べた研究者によって行われているが、組織的な検討が加えられるようになったのは一九五〇年代以降のことである。サルといっても動物学での系統発生では一一種が想定されている。最高位のヒトの下が霊長類でボノボ、チンパンジー、ゴリラ、オランウータン、テナガザルなどが属している。その下がコロブス類で、その下位がニホンザルやリーザスザルが属するオナガザル類となる。日本のサル学研究は京都大学霊長類研究所が有名であり、きき手の研究はニホンザルを中心に行われている。

京大霊長研ではそれぞれのサルに名前を付け、個体識別をして研究を進めることに特徴がある。

以前私も愛知県犬山市にある研究所に呼ばれて実験を試みたことがあるが、素人には全部「サル」にしか見えないが、霊長類研究所の研究者は顔にわずかに付けてある入れ墨などを手がかりに、大勢の個体をあたかも人間での個体識別のように同定するのである。

オナガザルでのきき手研究は、ヒトの言語機能における脳の優位性の研究、とくに脳の進化のルーツを探す中で盛んになってきた。サルにはきき手があるという京大グループの研究と、その存在を疑問視するグループの研究があり、一九八〇年代のホットな話題であった。

まず、京大グループのニホンザルでの研究から見てみよう。ニホンザルの研究では、野生ザルの餌づけによってサルが目の前で餌を食べるようになったために、一頭一頭個体識別できることが基礎になっている。もちろん、個体識別は研究者が長い期間サルと過ごさねばできることではない。大分県高崎山のサルを研究した伊谷の報告が最初で、餌づけされたサルが与えられた餌をどちらの手でとるか、その頻度を調べている。その結果、この集団では左ききは三六%で、右ききの一九・五%に比べて統計学的な差が認められた。宮崎県幸島のサルにピーナッツを投げ与え拾い上げるときに使うきき手を調べた徳田によれば、左ききが四一%、右ききが二〇%、両手きが三九%と類似した傾向を報告している。

イギリスのグループもサルのきき手を調べている。日本の研究者以外、きき手研究はたいてい実験室で行われており、サルが戸を押してその奥にある餌をとる課題を使って調べている。この二つの動作を両方とも同じ手で九割以上することを基準にきき手を調べると、きき手を示した約半数のサルのうち四二頭が左きき、二一頭が右ききと、二：一の割合で左手を使用することが多かった。

一方、サルにきき手があるというのは疑問で、対象物の位置、対象物がなにか、摑み方、サルの姿勢など、実験手続き上の単なる誤差にすぎないとするのがワレンの指摘である。リーザスザルに十種類の片手動作や両手共応動作を行わせ、どちらの手を使用するかを調べている。その結果、課題を実行するときに最初に使用する手は一致しておらず、次第に使用する手が一貫性を帯びてくるのであり、サルのきき手は、たまたま最初に使用した手を後になっても続けて使うようになるだけである、つまり、個体に固有の非対称的な手の使用、ヒトでいうきき手といえるようなものはないと結論付けている。

実験手続きが重要なことを指摘する研究者は、サルの身体のどの位置にバナナを出すかによる影響を調べたところ、二四頭のうち二一頭までが餌に近いほうの手を出し、餌に遠いほうの手を身体上で交差して伸ばすことはしなかった。もし、ヒトでいうきき手のようなものがあれば、餌が出される位置に左右されることなく一方の手を伸ばすと考えられるが、サルではそのような現象は認められなかったことになる。同様の検討をレーマンは一七一頭のアカゲザルで六〇〇試行行っているが、結果は同じであった。

表9-1　霊長類のきき手研究

種	左手偏好	右手偏好
キツネザル	食物へのリーチング (Sanford, et al., 1984; Subraminiam, 1957)	
新世界ザル	食物へのリーチング (Box, 1977)	リーチ＋行為 (Rothe, 1973)
旧世界ザル	野生での食物へのリーチング （日本研究） 弁別課題でのリーチング（初期） 各種状況での食物へのリーチング (Beck and Barton, 1972)	テスト装置での食物へのリーチング (Deuel and Dunlop, 1980) 弁別課題でのリーチング（後期） 多肢状況での操作 (Warren, 1977) 微妙な指でのつまみ (Preilowski, 1979)
類人猿	顔面へのタッチ (Dimond and Harries, 1984)	胸たたきの開始手（ゴリラ） (Schaller, 1963) リーチング、他（ゴリラ） (Fisher, et al., 1982)

MacNeilage, et al., 1987を参考に作成。

一九八〇年代の終わりごろになって、これら相反する研究結果を包括する有力な仮説がマクネレージらにより提唱された。彼らは従来のサルのきき手研究を、使用されている課題の性質と系統発生的にみたサルの種類から整理することを試みた。その結果をまとめたのが表9－1である。片手動作の課題は、食べ物に手を伸ばすなどの目と手の運動の共応が中心となる性質のものと、手指での複雑な操作を中心とする性質のものに大別できるとする。彼らは、進化上で下位にある原猿類では、食べ物をとるために手を伸ばすリーチングに代表される目と手の運動の共応を必要とする行動が右脳―左手で支配されるようになり、その後の真猿類からヒトへの進化の過程で、左脳―右手の機能が微細な手指運動への適応として発達してきたと考えた。

表現を変えると、この進化仮説は次のようになる。

原猿類では視覚に導かれた左手の運動（右脳支配）で餌をとり、このとき空いている右手で姿勢を保持する（身体を支える）。ところが進化の過程で両手による協調的で微妙な運動操作が求められる課題に遭遇することによって、次第に立位姿勢を保持するのに右手を使わなくなり、姿勢の保持に使っていた右手（左脳支配）が手指動作に用いられるようになったとする。

原猿類が出現した五〇〇〇万年前に、右手で木に摑まるなどの姿勢保持動作が現れて、三五〇〇万年前ごろから猿そして類人猿が出現し、右手の動作も触れる、引っかく、擦る、つまむ、引っ張るなど複雑化してくる。このような複雑な手の運動動作はまだ言語がない時期にはコミュニケーションの手段としても活用され、そのために右手をコントロールしている左脳が発達し、音声言語を生じるに足るような神経構造の発達を促したとする。つまり、右手が複雑なコミュニケーションのための動作に使用されたことで左脳の神経機能が進化し、左脳での言語の誕生をもたらしたというわけである。この考え方によれば、オナガザルのレベルではサルは左ききであることが推論できることになり、最初の設問への回答は、欧米での実験室実験からもたらされた疑問もあるが、サルは左ききということにしてもよさそうである。

ただ、マクネレージらの姿勢起源説は、脳の左右差の起源について興味深いものといえるが、六五〇〇万年前ごろに誕生したほ乳類が原猿類に進化し、鉤爪状の手足ができて空中に飛んでいる虫などを捕まえ始めた際に、なぜリーチングに片側の手が偏好して使われ始めたのかについての謎は残る。

左きき 左ききのニホンザル

　前項ではオナガザルの仲間であるニホンザルやリーザスザルのきき手の有無に関わる議論を紹介した。サルのきき手というテーマについては、日本の研究者の多くが「サルは左きき」説を立証するデータを報告し、注目された。たとえば、京大霊長研の久保田は、ニホンザルは左ききであり、これは一定の年齢を経た個体で発現することを指摘している。従来のサルのきき手研究で不一致が見られるのは、使用した被験体であるサルの年齢がバラついていたためと指摘したのである。

　彼は、霊長研にある放飼場のニホンザルが固形飼料を拾い上げる手を遠くから双眼鏡で観察した。個体識別により、観察日にターゲットにしたサルの行動だけを観察でき、自然状況下での手の使用を調べたことになる。各個体あたりの使用手の観察回数は三三〜二二三回であった。この観察を目撃していた私にはすべてのサルが同じように見えるわけで、この分野の研究者の個体識別能力と根気のよさには舌を巻いたことを覚えている。

　久保田によれば、統計学的に使用手に偏りがあったのは二九頭で、二〇頭には有意な差異は認められなかったが、年齢別に分類すると、若年ザルは二九頭中の九頭が左ききで、一八頭は両手ききであったという。ところが、成年ザルでは一五頭中両手ききは二頭になり、一〇頭は左ききであったとしている。つまり、大半の若いサルではきき手が明確でないが、成年ザルである八歳以上の個体ではきき手が明確に現れ、左ききがとくにメスで顕著に多くなることを示している。この研究で使用されたサルは母親に関する限り家系が明らかで、左ききの母の子は左ききを示す傾向がうかがわれたとしている。

ところで、サルのきき手研究に共通するのは、調査対象とするサルの片手運動の種類が食べ物を取ることなど少数の動作行為に限定されていることである。霊長研が行っていたサルのきき手に関する研究プロジェクトに参加した際に、今まで扱われてこなかった片手動作行為で摂食と同じように重要な行動はなにかないかと知恵を絞った末、思いついたのは母親ザルの緊急時における赤ちゃんザルの抱き寄せ動作である。母親ザルは危険な状況に出会い、敵らしいものが急に出現するような事態に遭遇すると、とっさに赤ちゃんザルを抱き上げて逃げる行動が出現するはずであり、そのときに常に同じ側の手が用いられるようであれば、それはきき手とみなしてよいのではないかと考えたわけである。

じつはこのアイデアは、私がサルの個体識別ができないために思うようにデータが取れず、研究課題の設定に行き詰まって十分に睡眠も取れず、何日も早朝に研究所内を彷徨っていたときに思いついた。サルの飼育ケージの前で私を見かけるといったん奥に逃げ、再度ケージの前面にきて私を威嚇する親子の行動からヒントを得たものである。研究のアイデアの創成をもたらすには条件があり、没頭する時間的余裕が重要なことを実感した。翻って、現在のわが国の大学では……などという愚痴はここでは我慢していわないでおこう。

ちなみに、ヒトの場合は、緊急時に大事なものを摑む動作において、きき手を用いることが確認されている。これは、右きき、左きき、両手ききの大学生に、実験の目的を知らせずに前方にある重要物と教示したもの（眼鏡や水の入ったバケツ、人形など）をできるだけ速く拾って走り去るよう指示し、そのときの使用手を調べたのである。この緊急時の使用手とききき手テストとの得点の相関係数は〇・九ときわめて高いものであった。したがってヒトの場合、大事なものを急に摑んだり、拾い上げるのにはきき手が使われるとみなしてよいことになる。

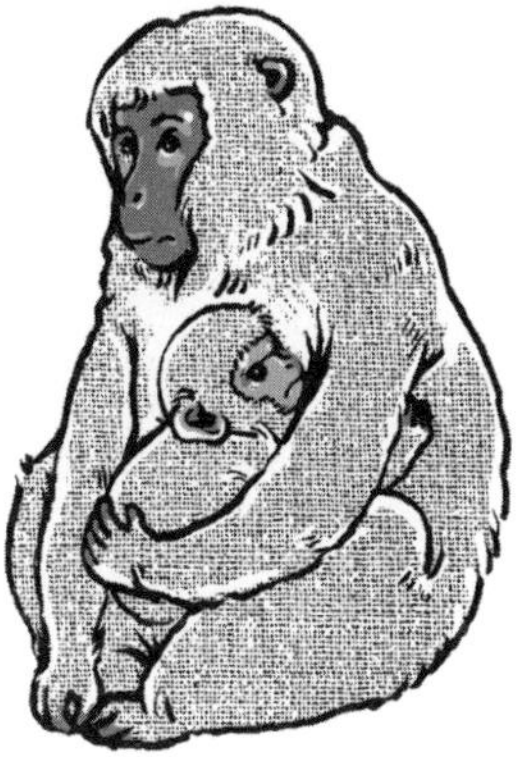

図 9-1　ニホンザルの母子のイメージ

さて、このサルの実験には霊長研で飼育されている八組の母子ザルが対象になった。このサルたちは、実験に使用されるために一〇坪ほどのケージに五〜八頭が飼育されており、一つのケージには一〜二組の母子が混じっていた。赤ちゃんザルは生後四カ月程度であり、母親から適当に離れて行動することが多くなって

表9-2　逃げる子連れサルの使用手

	試行数	左手	両手	右手
ニホンザル-sub.1	25	25	0	0
ニホンザル-sub.2	23	23	0	0
ニホンザル-sub.3	25	21	0	4
台湾ザル-sub.4	27	25	0	2
台湾ザル-sub.5	32	26	0	6
台湾ザル-sub.6	23	24	0	2
台湾ザル-sub.7	17	14	1	2
ボネットザル-sub.8	29	19	0	10

Hatta & Koike, 1991を参考に作成。

いた。実験手続きはきわめて簡単で、対象に決めた赤ちゃんザルが母親から一メートルほど離れたときを見計らって、隠れていた植え込みの影から私が急に飛び出しサルたちを驚かせるというものであった。サルたちはいったんケージの後ろへと一斉に逃げるので、そのとき、母親ザルが赤ちゃんザルをどちらの手で抱き上げたかを記録するだけである。このとき、赤ちゃんザルは母親のどちら側にいたかが問題になるが、いつも同じ側にいるということは認められずほぼ同数と考えてよいと思われた。

このような手続きで各親子ペアを一七〜三二回観察した。サルも時間を置かないと驚かなくなるので、一〇〜四〇分に一度の割合で観察している。結果は、表9－2に示すとおりで、ボネットザルのペアを除いて、圧倒的に左手が使われていることがわかる。ボネットザルについても母親が右手で抱き上げるのが多いというわけではなく、左手を用いることは多いが統計学的に有意に至っていないというだけである。したがって、緊急時に母親ザルは左手を多く使うと結論付けたのである。

なぜ、このような場合に左手を使うのかは、左手が情動をコントロールするといわれる右脳と直接的につながるためであるのかもしれない。あるいは、母ザルが赤ちゃんを左手で取り上げると自分の心臓にあてがいやすく、そのことによる鎮静効果があるためなのかもしれない。なお、緊急時の瞬間的判断に基づく動作というわけではないが、ゴリラでも、九六回の観察のうち赤ちゃんを抱えて移動する動作の七割程度に左手を使っていたというフィッシャーらの報告がある。左手で赤ちゃんを抱く動作は、サルや類人猿で共通して見られる動作なのかもしれない。もっとも、私の研究はメスザルが対象であり、オスザルの場合の緊急時の使用手にもあてはまるのかといった疑問は謎のままである。

類人猿のきき手

サルよりも人間に近い、チンパンジーやゴリラなどの類人猿のきき手は人間と同じなのだろうか。結論から先にいえば、研究者の報告の間には今でも一致が見られないとするしかない。よく引用される古い研究にフィンチの報告がある。彼は四種類の片手の動作（ひもを引っ張って食べ物を取る、覆いを外して取るなど）を三〇頭のチンパンジーについて観察している。その結果、二五頭は八割を超える率で定まった手を用いることが明らかになり、そのうち右ききは一一頭、左ききは一四頭であったという。つまり、運動動作によって左手使用に一貫性はあり、チンパンジーは左ききと右ききがほぼ同数である点で人間とは異なるという報告もある。つまり、個体としてのきき手はあるが、人間の場合でのように種全体で大多数が右側の手を動作の種類に関係なく用いる傾向はないことになる。

一方、日本のサル学者たちはチンパンジーにきき手があると考えているようである。殿岡らは三〇頭の雄と五〇頭の雌のチンパンジーが、餌の干しぶどうを拾うときにどちらの手を用いるか、またどのように手指を用いるかを観察し、全体として左手を用いるチンパンジーが多いこと、九歳以上になると左手のⅡ指とⅢ指を使って干しぶどうをつまむチンパンジーがはっきりと多くなるとしている。

野生のチンパンジーでは、松沢ら日本の研究者が西アフリカ、ギニアで行った報告がある。松沢らは、油ヤシの硬い殻を石で叩き割り、中の胚を食べるチンパンジー集団を調査している。チンパンジーの中にはヤシ割りをしない個体もいるので、ヤシ割りをする個体一三頭のうち、右手でハンマーになる石を摑むのは九頭、左手で摑むのは四頭であった。また、ヤシ割りをする個体でハンマーを握る手は一〇〇％決まっており、このような使用手の一貫性は、人が文字を書いたり絵を描いたりするときにペンや絵筆をもつ場合と同程度で、きわめて高いとしている。つまり、ヒト以外で道具の使用に常に同じ側の手を一貫して使用する、いわゆるきき手の存在はあるというわけである。

ゴリラではどうであろうか。シャラーによれば、七二頭のうち五九頭のマウンテンゴリラが胸をドラミングするときに左手よりも右手から始めると報告しているが、食べものが等距離にある場合には両手ききで、それ以外の場合には食べ物に近いほうの手を使うという。ベルギーにあるアントワープの動物園の五頭のマウンテンゴリラのうち、二頭は左手で食物を取り上げて食べ、三頭は両方の手を使うと報告している。また、ローランドゴリラの場合は三頭全部が両方の手を使い、どちらか片方の手を偏好して使うということはなかったという。

ルワンダで行われたバイルンらの野生ゴリラの観察では、一頭あたり少なくとも四〇〇回の片手動作を観察し、課題によって使用手には一貫性があるが、種全体、性別などでどちらかの手に使用が偏るということはない、つまり、ゴリラに左ききあるいは右ききというようなきき手があるわけではないと結論付けている。観察したのは三歳から三七歳までのゴリラであったが、三歳ごろには個体としての偏好手は決まっているようで、はじめに偶然に用いた側の手をそれ以降も用いるようになるのではないかとしている。これらの研究からは、ゴリラではきき手の存在は不透明というしかない。

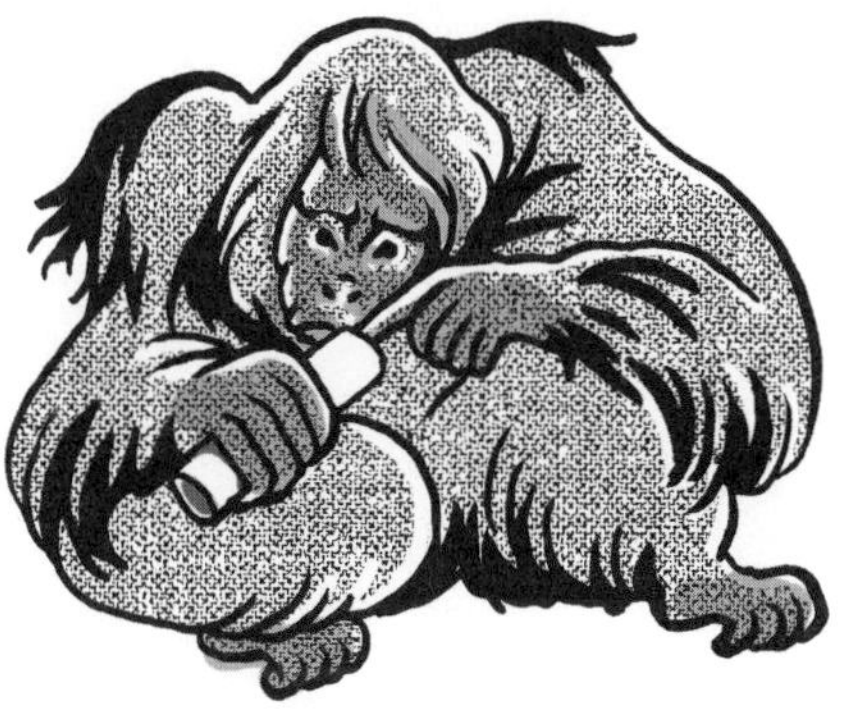

図 9-2　実験中のオランウータンのイメージ

アメリカの霊長類研究の有名な拠点である国立ヤーキス研究所のホプキンスらは、霊長類の比較研究を報告し、興味深いモデルを提唱している。彼らは霊長類でのきき手研究では、実験状況が同じでないことが問題であり、実験課題や状況を同一にして検討すべきであるとして、同一の左右手共応課題をチンパンジー、ゴリラ、オランウータンに実施したのである。この課題はピーナツバターを塗った筒を渡して、指で舐めるというものである。図9－2はオランウータンでの課題状況のイメージである。対象個体が五～一〇分間ほど六〇～二〇〇回程度かけて指を舐めるのを止めるまでの間に使った指が、左右のどちらか、その回数はという具合に記録したのである。

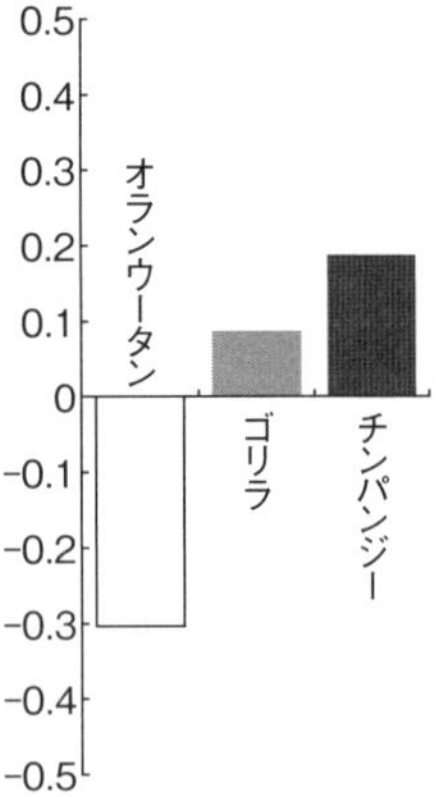

図 9–3　霊長類の PVC チューブ課題でのきき手

実験には三一頭のローランドゴリラ、一九頭のオランウータンが参加し、二〇〇頭以上のチンパンジーのデータからゴリラとオランウータンの年齢や性別を同じになるようにしたデータとの比較を行っている。左右手の使用は図9－3に示すように種別での違いが明白であった。この図での正の値は右きき傾向の強さを示し、負の値は左ききであることを示す。この図からは、オランウータンは左ききであるがチンパンジーは右ききで、ゴリラは弱い右きき傾向ということが読み取れる。

このような種による違いは樹上生活への依存度から説明ができるという。つまり、マクネレージの姿勢理論からは、二足歩行を始めた種ではさまざまな動作への右手の使用が促進されることになる。原猿類では左手で餌をとり、このとき空いている右手で姿勢を保持する（身体を支える）が、進化の過程で両手による協調的な微妙な運動操作が求められる課題に遭遇することによって、次第に立位姿勢を保持するのに右手を使わなくなり、姿勢の保持に使っていた右手が手指動作に用いられるようになる。右手を木登りに使用する必要がなくなり、樹上生活への依存度が高いオランウータンよりもチンパンジーは左ききの度合いを低下させ、右ききに移行したというのである。

まとめると、進化の面では下位に属するオナガサルは左ききであり、上位に属するようになると右ききに移行していくのであり、そこには二足歩行の開始に伴う樹上生活への依存度の低下が背景にあるということになろう。

ネコのきき手

近年のわが国に見られるように、高齢化社会が到来し親世代だけで老後を過ごしている家庭が増えると、親元に近づきたがらない子どもたちよりもペットのほうが可愛いという高齢者が増えているように思える。昭和五〇年代に開発された私の住む住宅地では高齢化が進み、早朝と夕方にイヌを連れて散歩する高齢者の姿を見ぬ日はない。イヌに負けず劣らず多いのはネコを飼う家庭である。かくいうわが家にもイヌが一五年間、ネコは三代一〇年間家族の一員であった時期がある。

基本的に現代のきき手研究は言語の起源を探るところから生じている。したがって、言語はヒトに固有のものだから、ヒト以外にはいかなる動物にもきき手は存在しないと神経学者が三〇年前に断言した影響もあり、ペットの代表であるイヌやネコのきき手についての研究の歴史はそれほど古くはない。

ヒト以外のきき手の研究では、偏好的な前足の使用が扱われてきた。偏った前足の使用がヒトのきき手と同じものかはさておくとして、ここでは同義語としていくつかの研究を見てみよう。

さて、ネコにきき手があるのかどうかは、「ある」とする報告が見られる一方で、否定的なものもある。

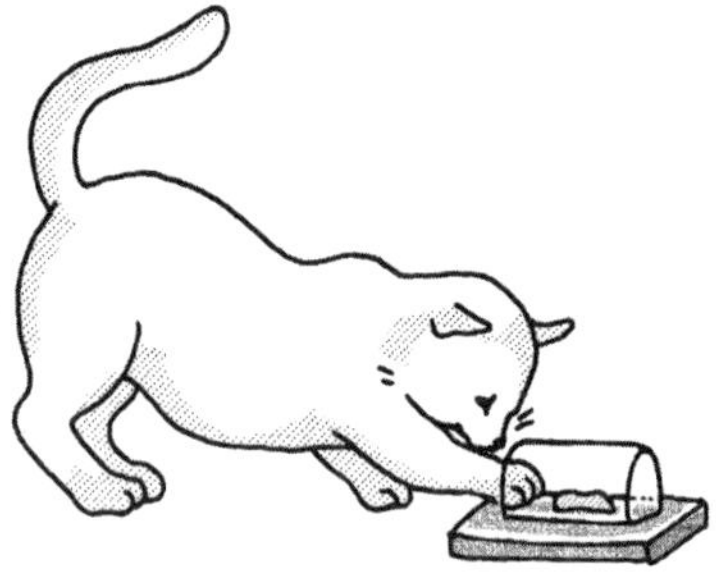

図 9-4　ネコのきき手測定装置のイメージ

コールは、図9－4に示すようなガラスチューブの端にウサギの肉片を置いて、片方の手で引き出すという課題を用いた。一〇〇試行のうち、七五％以上で一方の手を用いたとき個体としては偏った手の使用という意味でのきき手があるとしたところ、六〇匹のネコの五八％にあたる三五匹にきき手が見られたのである。三五匹のうち、右手を使用したのは一二匹、左手を使用したのは二三匹であったという。実験対象のネコは雄ネコが二七匹、雌ネコが三三匹であったので性差が検討され、雄より雌のほうがきき手のあるネコが多いこと、雄のほうが左ききの割合が高いこと〔左：右＝一一：三（雄）、一二：九（雌）〕が指摘されている。この結果からはネコでもきき手現象が生じていると考えられた。

トルコの研究者イェトキンによる最近の研究は、四八匹の雑種のネコが対象である。ケージの前に餌を置いて、左右どちらの手を伸ばして餌をとるかを観察している。どちらかの手が一〇〇回目となったところで実験を止め、左の使用手の比率が六割以上であれば左きき、逆に六割以上が右手であれば右ききとした。その結果、三六匹（七五％）が右ききで一二匹（二五％）が左ききであったという。イェトキンはこれらのネコの脳の解剖学的特徴を検討しているが、脳重や脳のサイズに性差はなく、きき手の比率も性差はないとしているが、しかし、左脳のサイズについては性差があった。この結果は、きき手の規準が違うというもののコールと同様、ネコのきき手に性差の存在を認めるものである。

これに対してワレンは、本来ネコにきき手は存在しないが、後天的学習により生じるという立場である。この研究は八八匹のネコを対象に行われた。サルの弁別学習能力を調べるために開発された装置（ＷＧＴＡ）を用いて、ネコが普通に食べ物をとるときと覆いを外して食べ物をとるとき、どちらの手を使うかを一〇〇回ずつ計測した。どちらか一方の手を八割以上使用したときにきき手があるとしてまとめた結果が表９－３である。表の中でＡＢＣとあるのは、

表9-3　80％以上の偏好を示したネコの割合

	1-100試行	101-200試行	201-300試行
	A	B	C
実験1	40%	61%	81%
実験2	42%	80%	90%

同じ課題を約六カ月の間隔でくり返したことを示している。この表より、実験の最初の一〇〇試行ではどちらかの手を決まって使う個体は半数以下であるが、訓練をくり返したのち、二〇一試行目から三〇〇試行目のあいだでは、大半のネコがどちらかの手を一貫して使うようになることがわかる。つまり、ネコはWGTAでの訓練を重ねていくにつれてきき手のような現象を呈するようになるのであって、生体に固有のものとして一方の手を使うこと、つまり人間でいうようなきき手があるわけではないとしている。

ネコのきき手については「ある」とも「ない」とも判定しがたいことになるが、同じ動作をくり返し行う過程でネコは決まりきった行為をくり返すほうが、身体運動効率がよいためにどちらかの手に偏っていくと考えるのが自然なように思える。人間の場合、いろいろな片手動作について一貫して使う手をきき手と定義している。ネコのきき手と人間のきき手とを比較検討するにはくり返しの少ない、多様な状況で検討する必要があるだろう。

あいにくわが家のネコは亡くなって久しい。このことを調べるためだけに新しくネコを飼うべきかはただ今思案中である。

イヌのきき手

先に述べたように、きき手は人間に固有のもので下等な生物には見られないとする見解は一五年前ごろから疑問視され始め、両生類や、ゲッ歯類、ネコ、類人猿などにも認められるという報告が次つぎとなされている。左右脳の機能差がほ乳動物だけに認められるか、脊椎動物全体に認められるのかは議論が始まったばかりといえよう。ネコの研究で指摘したように、個体レベルではそれぞれのネコにも人間でいうきき手に似た片方の手を偏好して使用する傾向が見られたが、人間と同様に種全体できき手があるのかというと、まだ定かではない。研究はそれほど多くはないからである。

意外なことに、人間にもっとも身近な存在であるイヌのきき手に関する研究はあまり報告されていない。おそらくイヌを対象にした研究は二八匹の雑種の成犬を対象にタンが行ったのが最初であろう。この報告では問題解決課題で五七％が右手を、一八％が左手を、二五％が両手を用いたとしている。問題解決課題というのは、ソーンダイクによる古典的な学習心理学の実験装置のことで、かんぬきなどの仕掛けが何重にも施され、簡単には外に出られない箱にいる動物が、外に出て餌をとる行動を学習する仕組みを研究するのに用いる。「試行錯誤学習」と呼ばれるこの新しい行動の学習様式は、餌の報酬価が重要であることなどを明らかにした。

さて、タンの報告のとおりであれば、イヌにも人間とそれほど乖離していないきき手分布があるともいえそうになるが、この研究では一種類の課題をくり返して測定する方法が採用されている。ネコの研究で記載したように、これではその課題に固有の現象かどうかの判別がつかない。人間や類人猿を対象にした研究では、多様な課題で偏好手が調べられていることに比べると信用度は低いものといわざるをえない。

最近、このような問題を念頭に置いてウェルズがイヌのきき手を報告しているので見てみよう。彼女の研究は五三匹のペット犬が対象である。二六匹が雄で二七匹は雌である。ホルモンの影響を考慮して発情期は除いて実験が行われている。それぞれのイヌの自宅で、飼い主立ち会いのもとで実験が行われている。三種類の課題――「お手」「目隠しを外す」「餌をとる」――を一日あたり一〇回、それを一〇日間くり返し、どちら側の手を使うかを測定している。「お手」はイヌの姿勢を確かめたうえで実験者の「お手」の指示にイヌが差し出した側の手を、「目隠しを外す」課題では実験者がイヌの頭に毛布をかぶせ、それを取り除く動作で最初に用いた側の手を、「餌をとる」課題ではイヌ用のチョコレートの匂いを嗅がせたあとにイヌがそれをとろうとして最初に出した側の手を計測したのである。

その結果は、右手を使う傾向が強いというタンの結果と類似していたが、課題によって偏好手が一致しているとはいえないものであった。「お手」の課題では五五%が右手、四〇%が左手、残りが両手同じ程度というものであり、「目隠しを外す」課題では五一%が右手、三四%が左手、残りは両手、「餌をとる」課題では四二%が右手、四〇%が左手、残りは両手という。ここでどちらかの手を偏好して用いると判定しているのは、統計処理で有意差が見られた場合だけを指している。これらの結果は先に指摘したように、単一の課題だけできき手の存在を結論づけるのは性急すぎるという指摘の妥当性を裏付けるものである。

彼女の研究結果で興味深いのは性差の存在である。その性差の程度も課題によって均一ではない。図９－５は課題と性差との関係をきき手傾向について示したもので、縦軸は完全にどちらか一方の手を使うことを意味する係数である。プラスが右手、マイナスは左手使用を意味している。この図は、雄のイヌが三課題とも右ききの傾向を示すのに対して、雌イヌでは逆に左手を偏好して使用することを示している。

ここでは詳細に触れないが、人間の左右脳機能差では多くの研究者が性差の存在を明白な事実としている。この図に示した結果は、イヌの脳にも同じように性差があることを示唆している。

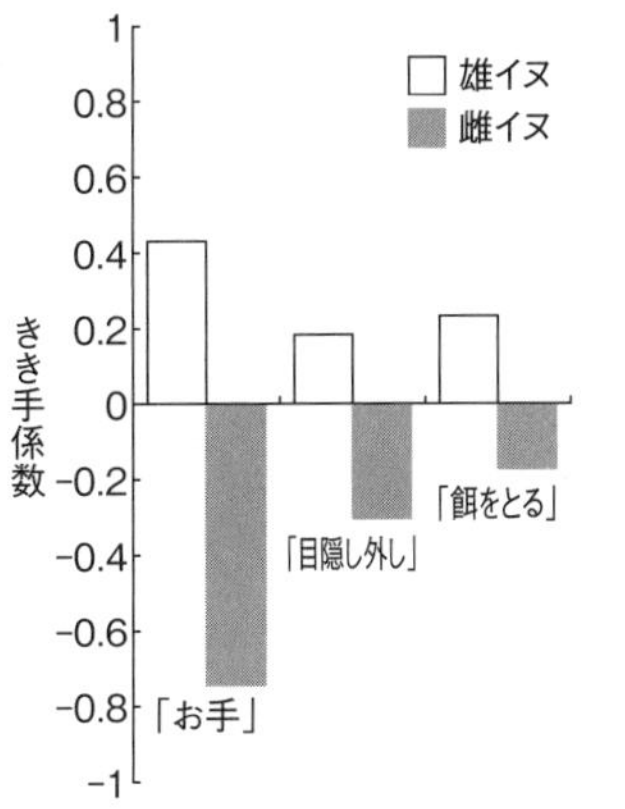

図9-5　イヌのきき手と三つの課題

人間の脳の性差をもたらすものとして男性ホルモンであるテストステロンの役割を重視するゲシュヴィンドらの理論は有名であり、第5章で述べたとおり胎生期における男性ホルモンの分泌が正常水準でないと左ききが発現するとしている。イヌでも雄は雌よりもテストステロンの分泌レベルが高いということなので、人間でのきき手と男性ホルモンとの関係について同じメカニズムがイヌの場合にも働いているのだろう。

ところで、このウェルズの研究ではきき手を三種の課題で検討しているが、研究の対象となったイヌは飼い主が違うので均一でない生育歴を有していることが考えられる。たとえば、飼い主によっては「お手」はイヌが小さいころから頻繁に訓練したという場合やそれほどでもないという場合もあろう。したがって、三種類の課題で十分というわけでもなかろう。もっとも、雄イヌには右手を、雌イヌには左手を「お手」の命令で使い分けて訓練したという可能性は低いので、この研究での性差の存在を疑問視するわけではない。

かつてわが家にいた雑種の中型犬、チャッピーは、叱られてもくり返し芝生に穴を掘る、イヌ小屋の壁を引っ搔く、トカゲやゴキブリに恐る恐る触れてみるなど、さまざまな片手動作をしていたことを思い出す。身近に研究材料があったのに、しっかり観察してデータを取っておかなかったことが悔やまれる。愛犬家の読者は自分のペットで、いろいろな動作を調べてみては如何だろう。

カエルにもきき手？

ヒトという種において約九割が右ききであることは、人種や育った文化による差異やその測定の方法における違いを超えて存在する事実である。このきき手という身体の片側を偏好して用いるラテラリティが生物の系統発生の歴史上、どのあたりから出現するのかという疑問に対しては、言語の出現がその起源であるとみなす考え方が一九九〇年ごろまでは優勢であった。

表9-4　系統発生別に見た左右差と行動

種	群レベルで左右差あり	個体レベルで左右差あり	分析対象行動
魚類	・Whitefish ・Zebra fish ・Mosquitofish	・Fighting fish ・Tilapia ・Platyfish	回避行動／眼球使用／逃避行動／回遊行動／T迷路／求愛行動
両生類	・Catfish（ナマズ） ・Toad（ヒキガエル） ・Frog（カエル） ・Treefrog（アマガエル） ・Newt（イモリ）		鳴き声の産出／手の使用／逃避行動／性行為
は虫類	・American chameleons（カメレオン）		攻撃行動

この考え方は最近になって変更を余儀なくされているように思える。ラテラリティの起源は、系統発生の歴史上四足動物の出現あたりからであるという知見や、いやもっと遡って、脊椎動物である魚類にも見いだせるとする知見が、さまざまな実験を通じて指摘されるようになってきたからである。四足動物とは両生類、は虫類、鳥類、ほ乳類のことである。

表9－4は系統発生史上で下位に属する脊椎動物を対象に行われたビサッザらの研究結果のまとめである。さまざまな行動が調べられているのがわかる。

このような結果だけを紹介されても、どのように研究が行われるのかは想像しにくいと思われるので、実験の具体的なやり方を紹介しよう。研究者が一般の人からは変人とみなされかねない実験を根気よく行い、一致した結論を求めて奮闘する図を想像してもらえれば、基礎的な研究への理解が深まることになろう。もっとも、これらの研究者が変人か否かの確認はできていないので、じつは変人なのか

表9-5　ヒキガエルのきき手

	対象動物	右前脚使用率	右脚優位を示した個体数	右脚優位を示した個体数
実験1	*Bufo bufo*（n=24）	59.2%（p＜0.05）	14（p＜0.02）	4
実験2	*Bufo bufo*（n=46）	55.2%（p＜0.05）	26（p＜0.01）	10
実験3	*Bufo maninus*（n=18）	48.2%（p＜0.1）		
実験4	*Bufo maninus*（n=18）	66.4%（p＜0.001）	15（p＜0.002）	2

Bisazza, et al., 1996を参考に作成。

もしれないが。

まず、カエル飛びの実験である。カナダのディィルの実験はアマガエルの頭上に疑似餌をぶら下げ、それに向かって飛びつこうとするカエルのジャンプの軌跡を計測して、右に傾くのか、左に傾いた飛び方をするのかを調べている。私は修士課程のころにミズスマシの空中用の眼と水中用の眼の両眼間の転移実験ができないかを模索していたことがある。そのときに読んだ論文に、カエルの脳には運動検知細胞があり、餌になるような小動物が移動するのを検知して、それに向かって反射的にジャンプするというものがあった。カエルは眼前を移動するターゲットに飛びつく習性があるのだ。ディィルはこの習性を用いて、二四匹のカエルに三八四回のジャンプをさせたところ、わずかに左に傾いたジャンプをすることが明らかになったとしている。右後脚のほうが左後脚よりも強いというラテラリティが見られたというのである。

次に、ヒキガエルの手（前足）の使用についての実験を見てみよう。ビサッザらの野生のヒキガエル（*Bufo bufo*）を用いた第一実験は、頭に被せた風船を取り除こうとする行為で、左右手が異なるかどうかを観察したものである。カエルの頭に左右対称となるようにプラスチックの風船を被せて、円形のタンクに移動させ、風船を取り除こうとする前足の動作で、最初に使用したのが左右どちらかを午前中に五回、午後に五回、最低三日以上計測したのである。被験体の移動の際に実験者のカエルのもち方がカエルの動作に影響することを統制するために、左ききの実験者、右ききの実験者が同じ回数となるように配慮されていた。実験二および実験三では濡らしたペーパータオルをカエルの鼻と口のあたりに被せ、それを取り除く動作での使用手、実験四では、仰向け状態で実験者の指にしがみついているカエルが水に戻されるときに、うつむけに戻る回転動作が計測された。その結果は表9－5のようになったという。

この結果は、実験三を除いて統計学的には右足をより多く使用したことを示している。

このほかにも、カエルに嘔吐を誘発する薬物を投与して嘔吐させ、その吐瀉物をどちら側の手で拭うかを観察して右手が多かったという内藤らの研究もある。

手で事物を操作する（マニュピレーション）動作がきき手の出現のもとであるという理論は、一九九〇年代に提唱されたきき手の起源についての考え方で優勢であった。しかしこの考え方は、手を伸ばして事物を取る（リーチング）動作しかできないレベルのカエルのような脊椎動物でもラテラリティが見られるという実験からは支持されないことになる。

魚のきき手？

「魚のきき手」というタイトルを目にして「ハテナ？」と思われた読者が多いことだろう。上半身は人間で下半身は魚ということになっている人魚ならいざ知らず、魚に手などあるのかと疑問を抱かれるのは当然である。

イタリアのビサッザが率いる研究グループは脊椎動物のラテラリティの発現がヒトに固有のものではないと主張しており、ラテラリティの起源を魚類に求めている。魚類の先祖で、生きる化石といわれているシーラカンスが捕獲されたというニュースが時どきあるが、シーラカンスのヒレには骨のあいだに筋肉があり、ヒトの手指と同じ解剖学的な特徴があるとされている。ビサッザらは魚のヒレはヒトの手と同じ働きをすることを指摘し、ヒレの動きがもたらす回遊動作を観察して魚のきき手の様子を報告している。

ヒレの動きといえば、フィンらは二〇匹のナマズの泳ぎ方をビデオテープに録画し、胸部の左右のヒレの動きを分析している。ナマズの胸部のヒレは左右対称についていて、泳ぐ際に使われるだけでなく、ギイギイという音を出してコミュニケーションのために使用される器官でもある。ヒレの動きは速すぎて肉眼では数えられないので録画で分析するのである。その結果、半数のナマズは片方のヒレを反対側のヒレよりも瀕回に動かす傾向を示したという。一〇匹のうち九匹は

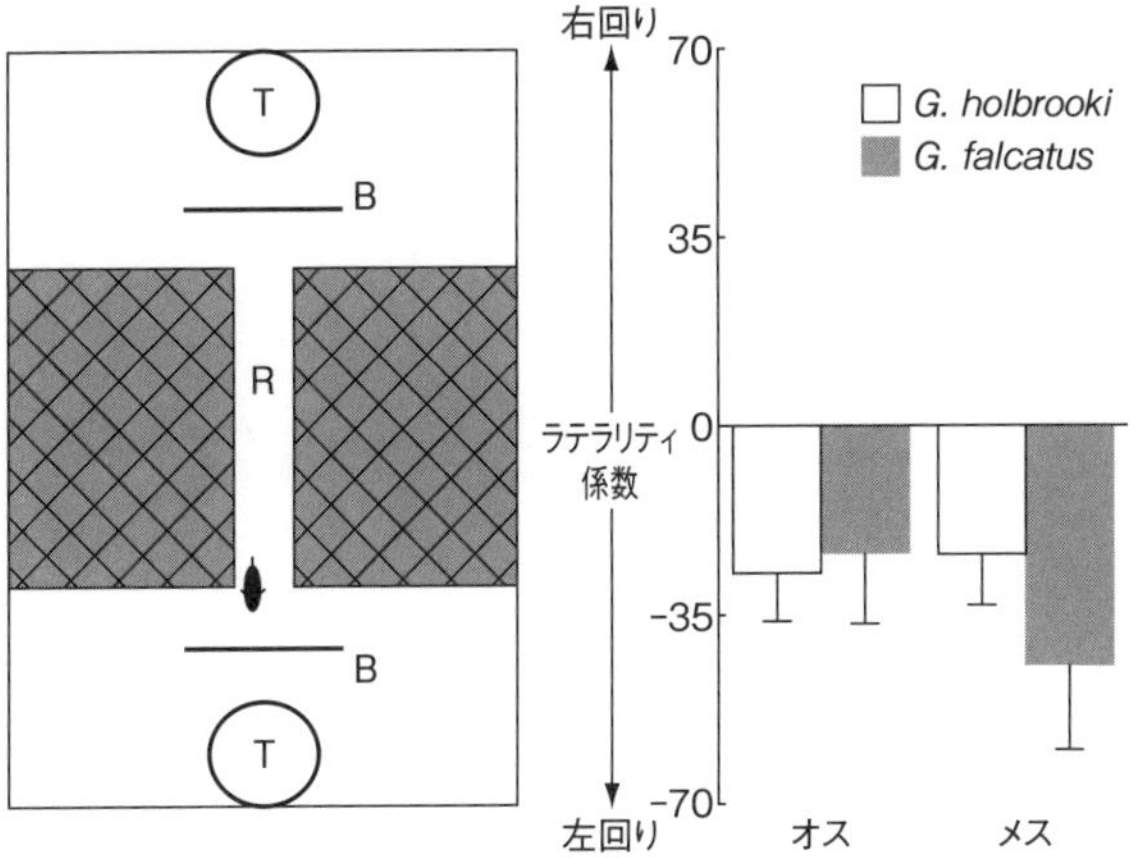

図 9-6　魚の回遊回転を計測する装置とその実験結果
Bisazza, et al., 1998 を参考に作成。

右側のヒレを、一匹は左側のヒレを多用したということである。ナマズは右ききが多いということなのであろうか。

魚のきき手の検討をするやり方は、水中での回転動作を調べることで行われる。魚が左右どちらかのヒレを偏好して使うかは、回遊運動の偏りに反映されるので回遊動作を測定すればよいのである。右側のヒレがもっぱら使用されるのであれば魚は右側に回転することになり、逆に左側のヒレが使用されるのであれば魚は左に回る行動が多くなる。

さて、ビサッザらの実験を具体的に見てみよう。装置は図9－6左のような水槽で、魚はメッシュのあたりの光を灯した出発点（図中のRあたり）に静かに移動させられ、Bの遮蔽物を迂回してTのターゲットに向かう。その際に、右回りで迂回するか左回りで迂回するかが測定できる装置になっている。実験は暗室で行われるのでビデオカメラの記録を分析するのである。数十匹の魚を対象にして一匹につき最低一〇試行を撮影するので根気のいる実験である。

図9－6右はその結果の一部である。種としての魚の場合、雄も雌も左に回転する傾向が存在することを示している（これは右眼でターゲットを捉えていることを意味している）。すなわちヒトでいうきき手の起源のようなものが存在していることを示唆することになる。

しかし、このような左右どちらかに偏った回遊動作は、種によっては逆に回転する種も存在することや、透明な円筒ターゲットに異性がいる場合とそうでない場合には偏った回遊動作が生じなくなってしまうことも明らかにされている。たとえば、モスキートフィッシュと呼ばれる蚊の幼虫のボウフラを食べる魚の仲間でも、個体レベルで回遊方向に偏好を示す種や種レベルで偏好を示すことが報告されている。魚にとって魅力的でない同性の魚や、餌と見まがうような新奇なものがない状況では消失してしまうようである。

魚の回遊動作は、群れをなして泳ぐ魚と一匹で泳ぎ回るタイプの魚とでは異なるという報告もある。ヴァロティガーラによれば、群れをなして泳ぐ魚（サケ科やカサゴ科の魚）は群れレベルで一致した偏りを示すということである。群れレベルで偏った泳ぎ方をする魚でも、左回りの種と右回りの魚が存在しているらしい。ボウフラを食べるグッピーのような魚では左回りの群泳だが、スズキ科のブルーギルやコイ科の魚は右回りの泳ぎ方をすると報告している。

また、群れない魚（タイの仲間のティラピア、闘魚など）の場合、個体としては右回りを偏好するもの、左回りを偏好するものという傾向差はあるが、種レベルでは偏りを示さないとしている。

水族館にいるイルカは、プールの中では時計とは逆の回遊運動を示すという報告もある。狭い部屋に閉じ込められた場合や考え事をして部屋の中を動き回る場合にも大多数の人間は反時計回りをすることが知られているように、回転運動はヒトでも魚でも共通しているのである。

なぜ脊椎動物が法則性の強い回転運動をするのかは、今のところ明らかではない。筋運動をつかさどる大脳基底核におけるドーパミンなどの神経伝達物質の分泌様態が関係しているとする指摘があるものの、今後神経生化学的な方面から左右方向に偏った生物運動の仕組みの検討が期待される。

ヘビにもきき手!?

本書の内容はきき手に限定して記述しており、自然界に存在するさまざまな左右差についてまで言及することはしない。したがって、最近目にしたヘビのきき手については、ヘビに外見できる明確な手が見られないので、本書では対象外にすべきものかもしれない。論文には「handedness?」との表題がついていたために文献検索で拾われたのである。ヘビに手などないではないかといわれそうである。しかし、ヘビに手足はあったのだが退化してしまっただけで、その痕跡はあるらしい。本書に含めるかどうか迷わないわけではないが、せっかく読んだ論文ということもあるし、この論文を読んでどうしてもいっておきたいことがあるので紹介しておきたい。

この研究は、ヘビが前進する際のくねり方やとぐろの巻き方での左右差を調べたものである。このヘビはアメリカ南東部に多く生息する種類で、たいていの時間はとぐろを巻いて過ごしているらしい。ルースは三〇匹のヘビを対象に餌を求めて前進する際のくねり方やトグロの巻き方を一日に二回観察している。その結果、個体別に統計的に有意な左右差を示したのは三匹でいずれも時計回りを示した。左右差どちらの傾向が強いかを基準に傾向を見ると、時計回りの傾向を示したヘビが一九匹で時計回りとは反対の傾向を示した個体は一一匹であったという。退化した手足があるという説に従えば、右手のほうが強く、時計回りのヘビが多い傾向を示したことになり、とくに時計回りを好むヘビは成長した雌のヘビに多く、若いヘビは反時計回りの傾向を示すというものであった。雄と雌で反対の傾向がうかがえるのは交尾と関係があるのかもしれない。

この研究はヘビのレベルで個体によって運動行為に左右差が明確に存在することを指摘している点で興味深いのだが、私の関心は別なところにある。ルースの研究では一八一三試行が観察されている。ヘビを被験体に行動実験をするには空腹動因を誘発せねばならない。つまり、腹を空かせておいて実験をしやすくせねばならない。ヘビの行動は温度や日照時間に影響されるのでそれらを一定条件に保ちつつ、空腹にするために一週間の断食をさせ、給餌の際の行動、すなわち餌であるネズミに向かって進む歩み方（表現は微妙だが）を観察しているのだ。実験に用いたヘビの数と試行数から概算して約六〇試行を行うことになる（実際は三七試行から八八試行とばらついている）。したがって半年以上が実験期間となる。つまり、半年もの時間をかけてヘビのくねり方を観察したことになる。せっかちな私に、とてもできる実験ではないし、たいがいの人にとってもこの種の根気はあるまい。

私はこのような研究者も偉いと思うが、このような研究者を内包できる大学は立派だと思う。そして、そのような大学を育む国はたいした文明国だといいたくなる。これこそ文化的な社会、または文明社会であるはずの現代社会に存在する真の大学の姿であろうという思いを、強くもつからである。この研究の結果は、関心のない人からは、「それがどうかしましたか」とか「暇な人もいるものだ」という答えが返ってきそうである。この研究成果が必ずしもすぐになにか金銭的な効果をもたらすわけではない。しかし、現代人の好奇心を満たす効果はあり、本書の読者のようにお金を払って好奇心を満たそうという経済行動につながるので、長期的には金銭的な関わりも生まれないわけではない。

昨今の日本の大学に見られる、特許などの経済効果に直接的に繋がらない研究の軽視を体感する者としては、文化的でこころ豊かな知識の学府を構成する研究者も内包できる環境を保ち続けることの重要性を、ルースが行ったヘビのこの研究を読んで痛感した次第である。

あとがき

本書を執筆依頼時の約束どおりのスケジュールで世に出せるのは、ひとえに化学同人編集部の津留貴彰氏の的確な指示、執筆コントロールがあってのことであり、まず心からお礼を申しあげたい。編集者津留氏との共同作業が本書を成立させたといっても過言ではない。

津留氏のお誘いを受けた理由の一つに、二〇〇八年度で名古屋大学を定年となるので、二〇〇九年三月の退任時に、友人やお世話になった人たちに謹呈する本を何か用意しようと考えていたことがある。しかし、この定年退任の予定は不思議な縁で一年前倒しとなってしまい、そのためまえがきで記載したような不思議な巡り合わせが生じることにつながった。

もともと本書は退任パーティでの引き出物風の書物にするために、できるだけ学術書的色彩を減少し、座談などでのきき手に関連した話題のネタ本になるようなものをと企図したつもりである。しかし、校正稿を読み直してみると心を砕いたつもりであるのに十分に嚙み砕かれていない箇所も散見できる。内容を落とさずにわかりやすく書くことの難しさを痛感している。私の能力の乏しさに原因があることを自覚せざるを得ないが、研究者生活のそれぞれの時点での「あるがまま」を呈するのも一つの生き方かと考えている。

＊

今回の執筆の際には、コンピュータを駆使して情報検索するやり方で短時間に文献を集める手法を採用した。現代の、それも図書館情報システムの優れた名古屋大学に所属していたからこそ可能であったわけで、まことにありがたいことである。

もっとも、文献請求の依頼を出したことを忘れたころに印刷物が届き、文献カードを作成するという流れの中でのゆったりとした原稿執筆は今や過去のものとなったわけで、スピードアップを可能にする研究条件は効用ばかりではないような気がしないでもない。

検索のためのデータベースは信頼性と悉皆《しっかい》性を考慮し海外のものを使用したので、邦文で発表された研究は十分に抽出されていない。したがって、このことをお断りするとともに、検索の際に漏れたと見なせる、関連する面白い研究論文があればご教示願えれば幸いである。

＊

いつものことながら、本書の完成までには多くの人たちの力を借りている。とくに岩原昭彦、八田武俊、八田純子、金成彩乃、川上綾子さんらの協力を得たことを記して感謝の気持ちを表したい。

名古屋大学から関西福祉科学大学に移籍する節目のときを記念する著作が可能となった幸運、大阪教育大学から始まった教育公務員生活三五年という時間、そしてそれに付き合ってくれた妻節子への感謝などを、さまざまな感慨とともに噛み締めている。

二〇〇八年五月

八田　武志

Physiological Psychology, **8**, 351-359.

Wells, D. L. (2003). Lateralized behaviour in the dog, *Canis familiaris*. *Behavioural Processes*, **61**, 27-35.

Witelson, S. F. (1985). On hemisphere specialization and cerebral plasticity from birth: Mark II. In Best C. (Eds.) "*Hemisphere function and collaboration in the child.*" Academic Press.

Witelson, S. F., & Nowakowski, R. S. (1991). Left out axons make men right. *Neuropsychologia*, **29**, 327-333.

Wrangham, (1977). Cited in Warren, J.M. (1977). Handedness and cerebral dominance in monkeys. In Harnad, S., et al. (Eds.) "*Lateralization in the neuvous system.*" Academic Press.

Yamamoto, M., & Hatta, T. (1980). Hemisphere asymmetries in a tactile thought task for normal subjects. *Perceptual and Motor Skills*, **50**, 467-471.

Yeo, R. A., & Gangestad, S. W. (1993). Developmental origins of variation in human hand preference. *Genetica*, **89**, 281-296.

Yetkin, Y. (2002). Physical properties of the cerebral hemispheres and paw preferences in mongrel cats. *International Journal of Neuroscience*, **112**, 239-262.

Yoshizaki, K., & Hatta, T. (1987). Shift of visual field advantage by learning experience of foreign words. *Neuropsychologia*, **25**, 589-592.

Zachariae, L. (1971). Dupuytren's comtracture. The aetiological role of trauma. *Scandinavian Journal of Plastic and Reconstructive Surgery*, **5**, 116-119.

Zou, B., & Tang, C. A. (2001). Neonatal exposure to a novel environment enhanced long-term potentiation (LTP) in CA1 of the right hippocampus. *Society of Cognitive Neuroscience*, Abstract.

Zurif, E. B. & Bryden, M. P. (1969). Familial handedness and left-right differences in auditory and visual perception. *Neuropsychologia*, **7**, 179-187.

Solodkin A, Hlustik P, Noll D. C, Small S. L. (2001). Lateralization of motor circuits and handedness during finger movements. *European Journal of Neurology*, **8**, 425-434.

Spreen, O., Risser, A. H., & Edgell, D. (1995). "*Developmental neuropsychology.*" Oxford University Press.

Springer, S. P., & Deutsch, G. (1998). "*Left Brain, Right Brain* (5th Edition)." Freeman.

Szaflarski J. P., Binder J. R., Possing E. T., et al. (2002). Language lateralization in left-handed and ambidextrous people: fMRI data. *Neurology*, **59**, 238-244.

Tan, U. (1987). Paw preference in dogs. *International Journal of Neuroscience*, **32**, 825-829.

Tan, L. E., & Nettleton, N. C. (1980). Left handedness, birth order and birth stress. *Cortex*, **16**, 363-373.

Tang, A., & Verstynen, T. (2002). Early life environment modulates 'handedness' in rats. *Behavioural Brain Research*, **131**, 1-7.

Teng, E. L., Lee, P., Yang, K., et al. (1976). Handedness on a Chinese population: Biological social and pathological factors. *Science*, **193**, 1148-1150.

Teng, E. L., Lee, P., Yang, K., et al. (1979). Lateral preferences for hand, foot and eye, and their lack of association with scholastic achievement, in 4143 Chinese. *Neuropsychologia*, **17**, 41-48.

Tokuda, K. (1969). On the handedness of Japanese monkeys. *Primates*, **10**, 41-46.

Tonooka, R., & Matsuzawa, T. (1995). Hand preference of captive chimpanzees (*Pan troglodytes*) in simple reaching for food. *International Journal of Primatology*, **16**, 17-35.

Troup, G. A., Bradshawa, J. L., & Nettleton, N. C. (1983). The latarization of arithmetic and number processing: A review. *International Journal of Neuroscience*, **19**, 231-242.

Tyer, M., Diamond, J., & Lewis, S. (1995). Correlates of left-handedness in a large sample of schizophrenia patients. *Schizophrenia Research*, **18**, 37-41.

Varney, N. R., & Benton, A. L. (1975). Tactile perception of direction in relation to handedness and familial handedness. *Neuropsychologia*, **13**, 377-396.

Verstynen, T., Tierney, R., Urbanski, T. et al. (2001). Neonatal novelty exposure modulates hippocampal volumetric asymmetry in the rat. *NeuroReport*, **12**, 3019-3022.

Volkmann, J., Schnitzler A., Witte O. W., et al. (1998). Handedness and asymmetry of hand representation in human motor cortex. *Journal of Neurophysiology*, **79**, 2149-2154.

Voren, S. (1993). Handedness, traffic crashes, and defensive reflexes. *American Journal of Public Health*, **83**, 771.

Warren, J.M. (1958). The development of paw preferences in cats and monkeys. *Journal of Genetic Psychology*, **93**, 229-236.

Warren, J.M. (1977). Handedness and cerebral dominance in monkeys. In Harnad, S., et al. (Eds) "*Lateralization in the neuvous system.*" Academic Press.

Warren. J.M. (1980). Handedness and laterality in humans and other animals.

岡田守彦 (1980).「霊長類の一側優位現象」『神経研究の進歩』, **24**, 529-542.
Penfield, W., & Roberts, L. (1959). "*Speech and Brain Mechanisms.*" Princeton University Press.
Pieters, J. M. (1981). Ear asymmetry in an auditory spatial Stroop task as a function of handedness. *Cortex*, **17**, 369-380.
Porac, C., & Coren, S. (1981). "*Lateral preference and human behavior.*" Springer-Verlag.
Porac, C., & Searlman, A. (2002). The effects of hand preference side and hand preference switch history on measures of psychological and physical well-being and cognitive performance in a sample of older adult right- and left-handers. *Neuropsychologia*, **40**, 2074-2083.
Pekkarinen, A., Salminen, S., & Jarvelin, M. (2003). Hand preference and risk of injury among the Northern Finland birth cohort at the age of 30. *Laterality*, **8**, 339-346.
Pervic, F. H. (1991). A general theory concerning the prenatal origins of cerebral lateralization in human. *Psychological Review*, **98**, 299-334.
Previc, F. H. (1996). Nonright-handedness, central nervous system and related pathology, and its lateralization: A reformation and synthesis. *Developmental Neuropsychology*, **12**, 443-515.
Rabbitt, P. (1978). Hand dominance, attention, and the choice between responses. *Quarterly Journal of Experimental Psychology*, **30**, 407- 416.
Ramedhani, M. K., Koomen, I., Grobee, D. E., et al. (2006). Increased occurrence of left-handedness after severe childhood bacterial meningitis. *Neuropsychologia*, **44**, 2526-2532.
Ross, G., Lipper, E.G., & Auld, P.A.M. (1987). Hand preference of four-year-old children. *Developmental Medicine and Clinical Neurology*, **29**, 615-622.
Roth, E. C. (2003). 'Handedness' in snakes ? Lateralization of coiling behaviour in a cottonmouth, Agkistrodon piscivous leucostoma, population. *Animal Behaviour*, **66**, 337-341.
Roy, E. A., Bryden, P., & Cavill, S. (2003). Hand differences in pegboard performance through development. *Brain and Cognition*, **53**, 315-317.
Salmaso, D.,& Longoni, M. (1983). Hand preference in Italian sample. *Perceptual and Motor Skills*, **57**, 1039-1042.
Satz, P. (1972). Pathological left-handedness. *Cortex*, **8**, 121-137.
Schaller, G. B. (1963). "*The mountain gorilla.*" Chicago University Press.
Segalowitz, S. J., & Bryden, M. P. (1983). Individual differences in hemispheric representation. In. Segalowitz, S. J. (Eds.) "*Language functions and brain Organization.*" Academic Press.
Silverberg, R., Bentin, S., Gaziel, T., et al. (1979). Shift of visual field preference for English words in native Hebrew speakers. *Brain and Language*, **8**, 184-190.
Shimizu, A., & Endo, M. (1983). Handedness and familial sinistrality in a Japanese student population. *Cortex*, **19**, 265-272
Silverberg, R., Obler, L. K.,& Gordon, H. W. (1979). Handedness in Israel. *Neuropsychologia*, **17**, 83-87.

J. and Beaumont, J. G. (Eds.) "*Hemisphere function in the human brain.*" Elek Science.

Lewis, J. W., Phinney, R. E., Brefczynski-Lewis, J. A., et al. (2006). *Journal of Cognitive Neuroscience*, **18**, 1314-1330.

Luria, A. (1947). Traumatic aphasia: Its syndrome, psychopathology, and treatment. *Moscow Acad. of Med. Sci.*, cited by Hecaen and Ajuriaguerra, (1964).

Mackenzie, K., & Peters, M. (2000). Handedness, hand roles, and hand injuries at work. *Journal of Safty Research*, **31**, 221-227.

MacNeilage, P. F., Studdert-Kennedy, M. G., & Lindblom, B. (1987). Primate handedness reconsidered. *Behavioral and Brain Research*, **10**, 247-303.

MacNeilage, P. F., Studdert-Kennedy, M. G., & Lindblom, B. (1993). Hand signals: Right side, left brain and the origin of language. *Sciences* (*New York Accademy of Sciences*), *January/February*, 32-37.

MaManus, C. (2002). "*Right hand, left hand.*" Weidenfeld and Nicolson.

Markow, T. A. (1992). Human handedness and the concept of developmental instability. *Genetica*, **87**, 87-94.

Marschik, P. B., Einspieler, C., Strohmeier, A., et al. (2007). A longitudinal study on hand use while building a tower. *Laterality*, **12**, 356-363.

Martin, W.L.B., & Freitas, M.B. (2002). Mean mortality among Brazilian left- and right-handers: Modification or selective elimination? *Laterality*, **7**, 31-44.

Martin, M., & Jones, G. (1998). Generalizing everyday memory: Signs and handedness. *Memory and Cognition*, **26**, 193-200.

Martin, M., & Jones, G. (1999). Hale-Bopp and handedness: Individual differences in memory for orientation. *Psychological Science*, **10**, 267-269.

松沢哲郎 (1991).「野生チンパンジーの石器使用」『発達』, **46**, 106-113.

McLean, J. M., & Ciurczek, F. M. (1982). Bimanual dexterity in major league baseball players: A statistical study. *The New England Journal of Medicine*, **11**, 1278-1279.

McManus, I. C. (1985). Right- and left-hand skill: failure of the right shift model. *British Journal of Psychology*, **76**, 1-16.

Michel,G.F. (2002). Development of infant handedness. In Lewkowitcz, D. J. & Lickliter, R. (Eds.) "*Conception of development.*" Psychology Press. pp. 165-186.

Miller, C. A. (1982). Degree of lateralization as a hierarchy of manual and cognitive skill levels. *Neuropsychologia*, **20**, 155-162.

Mitton, J. B., & Grant, M. C. (1984). Asspciations among protein heterozygosity, growth rate, and developmental homeostatis. *Annual Review of Ecology and Systematics*, **15**, 479-499.

Naitoh, T., & Wassersung, R. (1996). Why are toads right-handed? *Nature*, **380**, 353.

Nisson, J., Glencross, D., & Geffen, G. (1980). The effects of familial sinistrality and preferred hand on dichaptic and dichotic tasks. *Brain and Language*, **10**, 390-404.

Noroozian, M., Litfi, J., Gassemzadeh, H., et al. (2002). Academic achivement and learning abilities in left-handers: 5Guilt or Gift ? *Cortex*, **38**, 779-785.

O'Callaghan, M.J., Tudehope,D.I., Dugdale,A.E., et al. (1987). Handedness in children with birth weight below 1000g. *Lancet*, May 16, 1155.

Hopkins, B., Lerm, W., Janssenn, B., et al. (1987). Postural and motor asymmetries in newborns. *Human Neurobiology*, **6**, 153-156.

Hopkins,W. D., Stoinski, T. S., Lukas, K. E., Ross, S. R., Wesley, M. J. (2003). Comparative assessment of handedness for a coordinated bimanual task in Chimpanzees (*pan troglodytes*), Gorillas (*Gorilla gollira*), and Orangutans (*Pongo pygmaeus*). *Journal of Comparative Psychology*, **117**, 302-308.

伊谷純一郎 (1957). 「ニホンザルのパーソナリティ」『遺伝』, **11**, 29-33.

Judge, J., & Stirling, J. (2003). Fine motor skill performance in left-and right-handers. *Laterality*, **8**, 297-306.

Jung, R. (1962). Summary of conference. In V.B. Mountcastle (Eds.) "*Interhemispheric relations and cerebral dominance*." Johns Hopkins University Press.

唐沢かおり, 八田武志 (2008). 『幸せな高齢者としての生活』 ナカニシヤ出版

Keller, L. A., & Bever, T. G. (1980). Hemispheric asymmetries in the perception of musical intervals as a function of musical experience and family handedness background. *Brain and Language*, **10**, 24-38.

Kilshaw, D., & Annett, N. (1983). Right- and left-handed skill I: Effects of age, sex and hand preference showing superior skill in left-handers. *British Journal of Psychology*, **74**, 253-268.

Kimura, D. (1999). "*Sex and Brain*." MIT University press.

Kinsbourne, M. (1976). The ontogeny of cerebral dominance. Reiber, R. W. (Eds.) "*The neuropsychology of language*." Plenum Press. pp. 101-136.

Koch, H. L. (1933). A study of the nature, measurement and determination of hand preference. *Genetic Psychology Monograph*, **13**, 117-218.

Kopiez, R., Galley, N., & Lee, J. I. (2006). The advantage of decreasing right-hand superiority: The influence of laterality on a selected musical skill (sight reading achievement). *Neuropsychologia*, **44**, 1079-1087.

Kubota, K. (1991). Preferred hand use in a Japanese macaque troop, Arashiyama-R, during visually guided reaching for food pellets. *Primates*, **31**, 393-406.

Laland, K. N., Kumm, J., Van Horn, J. D., et al. (1995). A gene-culture model of human handedness. *Behavior Genetics*, **25**, 433-445.

Lalumiere, M. L., Blanchard, R., & Zucker, K. J. (2000). Sexual orientation and handedness in men and women: A meta-analysis. *Psychological Bulletin*, **126**, 575-592.

Lansky, L. M., Fermine, H., & Peterson, J. M. (1988). Demography of handedness in two samples of randomly selected adults (N=2083). *Neuropsychologia*, **26**, 465-477.

Lehman, R.V.M. (1970). Hand preference and cerebral dominance in 24 rhesus monkeys. *Journal of Neurological Sciences*, **10**, 185-192.

Lehman, R. V. M. (1978). The handedness of rhesus monkeys. *Neuropsychologia*, **16**, 33-42.

Leiber, L., & Axelrod, S. (1981). Not all sinistrality is pathological. *Cortex*, **17**, 259-272.

Leneberg, E. H. (1967). "*Biological basis of language*." Academic Press.

Levy, J. (1974). Psychological implications of biological asymmetry. In Dimond, S.

Skills, **43**, 255-259.
Hatta, T. (1976b). Asynchrony of lateral onset as a factor in difference in visual field. *Perceptual and Motor Skills*, **42**, 163-166.
Hatta, T. (1988). Reliability of laterality effects in dichotic listening. *Psychologia*, **31**, 84-90.
八田武志（1996).『左ききの神経心理学』医歯薬出版
八田武志（2003).『脳のはたらきと行動のしくみ』医歯薬出版
八田武志（2004).「住民検診を対象とした認知機能検査バッテリ（NU-CAB）作成の試み」『人間環境学研究』, **2**, 15-20.
八田武志（2007).「神経心理学における測定と評価について」『神経心理学』, **23**, 2-7.
八田武志（2006).『コホート研究による中高年者の高次脳機能及び運動機能障害に関する神経心理学的研究　科学研究費（基盤 A）研究成果報告書』
Hatta, T. (2007). Handedness and brain: A review of brain-imaged techniques. *Magnetic Resonance in Medical Sciences*, **6**, 99-112.
Hatta, T., & Kawakami, A. (1994). Handedness and incidence of diseases in a new Japanese cohort. *Psychologia*, **37**, 188-193.
Hatta, T., & Kawakami, A. (1995). Patterns of lateral preference in modern Japanese. *Canadian Journal of Experimental Psychology*, **49**, 505-512.
Hatta, T., & Kawakami, A. (1999). Are nonproper chopstick holders clumsier than proper chopstick holders in their manual movement? *Perceptual and Mortor Skills*, **88**, 809-818.
Hatta,T., & Koike, M. (1991). Left-hand preference in frightened mother monkies in taking up their babies. *Neuropsychologia*, **29**, 207-209.
Hatta, T., & Ikeda, K. (1988). Hemispheric specialization of abacus experts in mental calculation. *Neuropsychologia*, **26**, 877-893.
Hatta, T., Ito, Y., Matsuyama, Y., et al. (2005). Lower-limb asymmetries in early and late middle age. *Laterality*, **10**, 267-277.
Hecaen, H., & Aguriaguerra, J. (1964). *Left-handedness*. Grune and Stratton.
Henkel, V., Mergl, R., Juckel, G., et al. (2001). Assessment of handedness using a digitizing tablet: a new method. *Neuropsychologia*, **39**, 1158-1166.
Hepper, P. G., Shadidullah, S., & White, R. (1991). Handedness and in the human fetus. *Neuropsychologia*, **29**, 1107-1112.
Herve, P. V., Crivello, F., Perchey, G., et al. (2006). Handedness and cerebral anatomical asymmetries in young adults males. *Neuroimage*, **29**, 1066-1079.
Hicks, R. A., & Dusek, C. M. (1980). The handedness distribution of gifted and non-gifted children. *Cortex*, **16**, 479-481.
Hinojosa, T., Sheu, C-F., & Michel, G. F. (2003). Infant hand-use preference for grasping objects contributes to the development of a hand-use preference for manipulating objects. *Developmental Psychobiology*, **43**, 328-334.
Holtzen, D. W. (2000). Handedness and professional tennis. *International Journal of Neuroscience*, **105**, 101-119.
Hoosain, R. (1990). Cerebral lateralization of bilingual functions after handedness switch in childhood. *Journal of Genetic Psychology*, **152**, 263-368.

lower or higher level of mental processes. *Perceptial and Motor Skills*, **53**, 291-297.
Finch, G. (1941). Chimpanzee handedness. *Science*, **94**, 117-118.
Fine, M. L., McElroy, D., Rafi, J., et al. (1996). Lateralization of pectoral stridulation sound production in the channel catfish. *Physiological Behavior*, **60**, 753-757.
Fisher, R. B., Meunier, G. F., & White, P. J. (1982). Evidence of laterality in the lowland gorilla. *Perceptual and Motor Skills*, **54**, 1093-1094.
Galobardosra, B., Bernstein, M. S., & Morabia, A. (1999). The association between switching hand preference and the declining prevalence of left-handedness with age. *American Journal of Public Health*, **89**, 1873-1875.
Geffen, G., & Traub, E. (1979). Preferred hand and familal sinistrality in dichotic monitering. *Neuropsychologia*, **17**, 527-532.
Geschwind, N., & Behan, P. (1982). Left-handedness. *Proceedings of New York Accademy of Sciences*, **79**, 5097-5100.
Geschwind, N., & Galaburda, A.M. (Eds.) (1984). "*Cerebral dominance.*" Harvard University Press.
Geschwind, N., & Galaburda, A.M. (1985). Cerebral Lateralization. *Archives of Neurology*, **42**, 428-459, 521-552, 634-654.
Gesell, A., & Ames, L. B. (1947). The development of handedness. *Journal of Genetic Psychology*, **70**,155-175.
Gijzen, A. (1972). Bonns manieres a table chez les anthoropoides en captivite. Zoo (Anterp) No.1.
Glick, S. D., & Shapiro,R. M. (1985). Functional and neurochemical mechanisms of cerebral lateralization in rats. In: Glick, S. D. (Eds.) "*Cerebral lateralization in nonhuman species.*" Academic Press. pp. 158-184.
Gonzalez, C., Dana, J., Koshino, H., et al. (2005). The framing effect and risky decisions: examining cognitive functions with fMRI. *Journal of Economic Psychology*, **26**, 1-20.
Good, J. M., Aggleton, J. P., Kentridge, R. W., et al. (1997). Measuring musical aptitude in children. *Psychology of Music*, **25**, 57-69.
Gordon, H. (1921). Left-handedness and mirror writing especially among defective children. *Brain*, **43**, 313-368.
Graham, C. J., Dick, R., Rickert, V. I., & Glenn, R. (1993). Left-handedness as a risk factor of unintentional injury in children. *Pediatrics*, **92**, 823-826.
Grouis,G., Tsorbatzoudis,H., Alexandris, K., et al. (2000). Do left-handed competitors have an innate superiority in sports? *Perceptual and Motor Skills.*, **90**, 1273-1282.
Guo, N. F. (1984). Studies on lateralization of Chinese language function. In H. S. Kao and R. Hoosain (Eds.) "*Psychological Studies of the Chinese Language.*" Chinese Language Society of Hong Kong.
Hardyck, C. (1977). A model of individual differences in hemispheric functioning. In H. Whitaker and H. A. Whitaker (Eds.) "*Studies in neurolinguistics,*" Vol. 3. Academic Press.
Hasegawa, Y., Sakano, S., Wakai, K., et al. (2007). Laterality in hip fractures in Japan and Sweden. (submitted to journal)
Hatta, T. (1976a). Lateral onset asynchrony in left-handers. *Perceptual and Motor*

dominance. *Neuropsychologia*, **3**, 1-8.
Byrne, B. (1974). Handedness and musical ability. *British Journal of Psychology*, **65**, 279-281.
Byrne, R. W., & Byrne, J. M. (1991). Hand preferences in the skilled gathering tasks of mountain gorillas (*Gorilla g. berengei*). *Cortex*, **27**, 521-546.
Christman, S. (1993). Handedness in musicians. *Brain and Cognition*, **22**, 266-272.
Christman, S. D., Jasper, J. D., Sontam, V., & Cooil, B. (2007). Individual differences in risk perception versus risk taking. *Brain and Cognition*, **63**, 51-58.
Cole, J. (1955). Paw preference in cats related to hand preference in Animals and man. *Journal of Comparative and Physiological Psychology*, **48**, 137-140.
Connolly, K. J., & Bishop, D. V. M. (1992). The measurement of handedness. *Neuropsychologia*, **30**, 13-26.
Coren, S. (1989). Left-handedness and accident-related injury risk. *American Journal of Public Health*, **79**, 1040-1041.
Coren, S., & Porac, C. (1980). Birth factors in laterality. *Behavior Genetics*, **10**, 123-138.
Coren, S. & Halpern, D. (1991). Left-handedness. *Psychological Bulletin*, **109**, 90-106.
Coren, S., & Previc, F. H. (1996). Handedness as a predictor of increased risk of knee, elbow, or shoulder injury, fractures and broken bones. *Laterality*, **1**, 139-152.
Crow,T. J. (1990). Temporal lobe asymmetries as the key to the etiology of schizophrenia. *Schizophrenia Bulletin*, **16**, 433-443.
Curt, F., Maccario, J., & Dellatolas, G. (1992). Distribution of hand preference and hand skill asymmetry in preschool children. *Neuropsychologia*, **30**, 27-34.
Dassonville, P., Zhu, X. H., Uurbill, K., et al. (1997). Functional activation in motor cortex reflects the direction and the degree of handedness. *Proceeding of National Academy of Science*, **94**, 14015-14018.
Davidson, R. J. (2000). Affective style, psychopathology, and resilience. *American Psychologist*, **55**, 1193-1214.
Dee, H. L. (1971). Auditory asymmetry and strength of manual preference. *Cortex*, **7**, 236-245.
De Vries, J. I. P., Wimmers, R. H., Ververs, I. A. P., et al. (2001). Fetal handedness and head position preference: A developmental study. *Developmental Psychobiology*, **39**, 171-178.
Dill, L. M. (1977). 'Handedness' in the Pacific tree frog (*Hyla regilla*). *Canadian Journal of Zoology*, **55**, 1926-1929.
Dimond, S. J. (1970). Hemisphere refractoriness and the control of reaction time. *Quarterly Journal of Experimental Psychology*, **24**, 610 -617.
Drake, R. A. (1985). Lateral asymmetry of risky recommendations. *Personality and Social Psychology Bulletin*, **11**, 409-417.
Ettlinger, G. (1984). Humans, apes and monkeys. *Neuropsychologia*, **22**, 685-696.
Ettlinger, G. (1988). Hand preference, ability, and hemispheric specialization.
Faglioni, A. M., Gogliani-Messina, T. M., Barlette, F., et al. (1982). Hemispheric functionality patterns between dextrals and sinistrals in tactile-visual tasks at

● 引用文献 ●

Aggleton, J. P., Kentridge, R. W., & Neave, N. J. (1993). Evidence for longevity differences between left handed and right handed men. ***Journal of Epidemiology and Community Health***, **47**, 206-209.

Aggleton, J.P., Kentridge, R. W., & Good, J. M. M. (1994). Handedness and musical ability: A study of professional orchestral players, composers and choir embers. ***Psychology of Music***, **22**, 148-156.

Annett, M. (1970). The growth of manual preference and speed. ***British Journal of Psychology***, **61**, 545-558.

Annett. M. (1970). The classification of hand preference by association analysis. ***British Journal of Psychology***, **61**, 303.

Annett, M. (1972). The distribution of manual asymmetry. ***British Journal of Psychology***, **63**, 343-358.

Annett, M. (1982). Handedness. In Beaumont, J. G. (Eds.) "***Divided Visual Field Studies of Cerebral Organization.***" Academic Press.

Annett, M. (1985). "***Left, right, hand and brain.***" Lawrence Erlbaum.

Beaumont, G.. (1974) . Handedness and hemisphere function. In Dimond, S.J. and Beaumont, J. G. (Eds.) "***Hemisphere function in the human brain.***" Elek Science.

Beaumont, G. (1983). "***Introduction to Neuropsychology.***" Blackwell.

Benbow, C. P. (1986). Physiologica; correlates of extreme intellectual precocity. ***Neuropsychologia***, **24**, 719-725.

Bisazza, A., Pignatti, R., & Vallortigara, G. (1997). Laterality in detour behaviour: interspecific variation in poeciliid fish. ***Animal Behavior***, **54**, 1273-1281.

Bisazza, A., Facchin, L., Pignatti, R., et al. (1998). Lateralization of detour behavior in poeciliid fish. ***Behavioral Brain Research***, **91**, 157-164.

Bisazza, A., Cantalupo, C., Robind, A., et al. (1996). Right-pawdness in toads. ***Nature***, **379**, 408.

Bisazza, A., Rogers, L. J., Vallortigara,, G. (1998). The origins of cerebral asymmetry. ***Neurosciences and Biological Reviews***, **22**, 411-426.

Bisazza, A., Sovrano, V. A., & Vallortigara, G. (2001). Consistency among different tasks of left-right asymmetries in lines of fish originally selected for opposite direction of lateralization in a detour task. ***Neuropsychologia***, **39**, 1077-1085.

Bishop, D. V. M. (1990). "***Handedness and developmental disorder.***" Lippcott.

Blanchard, R., & Lippa, R. A. (2007). Birth order, sibling sex ration, handedness, and sexual orientation of male and female participants in a BBC Internet research project. ***Archives of Sexual Behavior***, **36**, 163-176.

Bogaert, A. F. (2001). Handedness, criminality, and sex offending. ***Neuropsychologia***, **39**, 465-469.

Bol, P., Scheirs, J., & Spanjaad, L. (1997). Meningtis and the evolution of dominance of right-handedness. ***Cortex***, **33**, 723-732.

Brito, G. N. O., Brito, L. S. O., & Paumgartten, F. J. R. (1985). Effect of age on handedness in Brazilian adults. ***Perceptual and Motor Skills***, **61**, 829-830.

Bryden, N. P. (1965). Tachistoscopic recognition, handedness, and cerebral

八田武志（はった・たけし）

1945年滋賀県生まれ。68年大阪市立大学文学部心理学科卒業。大阪教育大学心理学教室教授、名古屋大学大学院環境学研究科心理学講座教授などを経て名古屋大学名誉教授、現在関西福祉科学大学健康福祉学部健康科学科教授。文学博士。専門は神経心理学。
ラテラリティ研究に始まった脳研究の対象は、最近では中高年の記憶、注意、言語など認知機能の発達様相の検討へと進んでおり、高齢期に認知機能をリザーブするための処方箋を書きたいと考えている。発達途上で損傷を受けた脳機能の回復にも資することを願いつつ。

DOJIN 選書　018

左対右《ひだりたいみぎ》　きき手《て》大研究《だいけんきゅう》

第1版　第1刷　2008年7月20日

検印廃止

著　　者　八田武志
発 行 者　曽根良介
発 行 所　株式会社化学同人
600 - 8074　京都市下京区仏光寺通柳馬場西入ル
編集部　TEL：075-352-3711　FAX：075-352-0371
営業部　TEL：075-352-3373　FAX：075-351-8301
振替　01010-7-5702
http://www.kagakudojin.co.jp　webmaster@kagakudojin.co.jp
装　　幀　木村由久
印刷・製本　株式会社ファインワークス

ISBN978-4-7598-1318-0

DOJIN選書・好評既刊